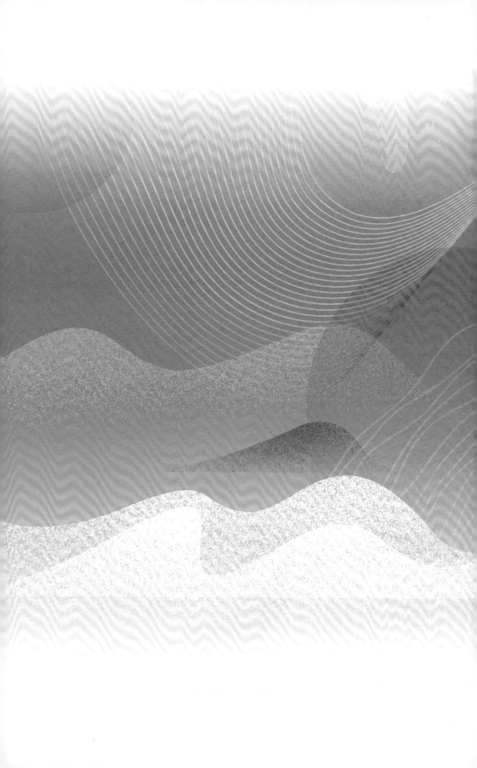

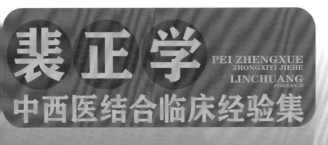

裴正学
中西医结合临床经验集

PEI ZHENGXUE
ZHONGXIYI JIEHE
LINCHUANG
JINGYAN JI

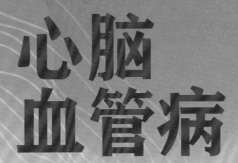

心脑血管病

XINNAO XUEGUANBING

曹靖宇　杨斌锋　编

甘肃科学技术出版社

图书在版编目（CIP）数据

裴正学中西医结合临床经验集.心脑血管病 / 黄邦荣主编. -- 兰州 : 甘肃科学技术出版社, 2022.1
ISBN 978-7-5424-2907-0

Ⅰ. ①裴… Ⅱ. ①黄… Ⅲ. ①心脏血管疾病–中西医结合–临床医学–经验–中国–现代②脑血管疾病–中西医结合–临床医学–经验–中国–现代 Ⅳ. ①R2-031

中国版本图书馆CIP数据核字(2022)第004420号

目录

第一章　心血管解剖生理及病理

心血管由心和血管组成，血管分为动脉、静脉和连于动、静脉之间的毛细血管。心是连接动、静脉的枢纽和推动血液在心血管系统内循环的动力器官。动脉是输送血液出心的血管，自心室发出后，在行程中反复分支，分为大动脉、中动脉、小动脉和微动脉，各类动脉之间逐渐移行，无明显的分界线，越分越细，最后移行为毛细血管。静脉是引导血液回心房的血管，微静脉起自毛细血管静脉端，在回心途中逐渐汇集成小静脉、中静脉、大静脉，最后注入心房。毛细血管是连于微动脉与微静脉之间，相互交织成网状的微细血管，是血液与组织液之间进行物质交换的场所。

心血管病发病率逐年在增高，常见病种依次为冠心病、高血压病、心律失常、风心病等。心血管系统之疾患，尤其是心脏疾患无疑会严重影响全身各脏器功能，成为严重危害人类健康、生命之疾病。中医认为"心为君主之官""心主血脉"，说明"心"是人体最重要的器官，与血脉的关系至关重要。

第二章　心血管病西医诊断及治疗

第一节　慢性心力衰竭

心力衰竭是各种心脏结构或功能性疾病导致心室充盈和/或射血能力受损而引起的一组临床综合征。由于心室收缩功能下降，射血功能受损，心排血量不能满足机体代谢的需要，各器官、组织血液灌注不足，同时出现肺循环和/或体循环瘀血，主要表现为呼吸困难和乏力而致的体力活动受限和水肿。心功能不全或心功能障碍是一个更广泛的概念，伴有临床症状的心功能不全称之为心力衰竭，而有心功能不全者，不一定全是心力衰竭。慢性心力衰竭（CHF）是大多数心血管疾病的最终归宿，也是最主要的死亡原因。

一、病因

（一）基本病因

几乎所有类型的心脏、大血管疾病均可引起心力衰竭。心力衰竭反映心脏的泵血功能障碍，也就是心肌的舒缩功能不全。

二、病理生理

目前已经认识到心力衰竭是一种不断发展的疾病，一旦发生心力衰竭，即使心脏没有新的损害，在各种病理生理变化的影响下，心功能不全将不断恶化进展。当基础心脏病损及心功能时，机体首先发生多种代偿机制。这些机制可使心功能在一定时间内维持在相对正常的水平，但这些代偿机制也均有其负性效应。当代偿失效而出现心力衰竭时病理生理变化则更为复杂。

三、临床表现

临床上左心衰竭最为常见，单纯右心衰竭较少见。左心衰竭后继发右心衰竭而致全心衰竭者，以及由于严重广泛心肌疾病同时波及左、右心而发生全心衰竭者临床上更为多见。

（一）左心衰竭

以肺瘀血及心排血量降低为主。

1. 症状

（1）呼吸困难

主要为程度不同的呼吸困难、如劳累后呼吸困难、端坐呼吸、夜间阵发性呼吸困难等，严重者出现急性肺水肿，这是左心衰呼吸困难最严重的形式。

（2）咳嗽、咳痰、咯血

左心衰早期即出现咳嗽，开始常于夜间发生，坐位或立位时咳嗽可减轻，痰为白色浆液性、泡沫状是其特点。偶可见痰中带血丝。出现肺水肿时，痰呈粉红色泡沫状。

（3）心排血量不足的症状

乏力、疲倦、头晕、心慌、失眠、尿少、苍白、发绀等。这是器官、组织灌注不足及代偿性心率加快所致的主要症状。

2. 体征

心脏扩大，以左心室增大为主。肺动脉瓣区第二心音亢进及心尖区闻及舒张期奔马律。两肺底湿啰音是左心衰竭在肺部的主要体征，患者如取侧卧位则下垂的一侧啰音较多。

（二）右心衰竭

1. 症状

以体循环瘀血为主。

（1）消化道症状

胃肠道及肝脏瘀血引起腹胀、食欲不振、恶心、呕吐等是右心衰最常见的症状。

（2）劳力性呼吸困难

继发于左心衰的右心衰呼吸困难已存在。单纯性右心衰为分流性先天性心脏病或肺部疾患所致，也有明显的呼吸困难。

2. 体征

（1）水肿

其特征为首先出现于身体最低垂的部位，常为对称性凹陷性。严重者波及全身，甚至出现胸水、腹水。

（2）颈静脉征

颈静脉搏动增强、充盈、怒张是右心衰时的主要体征，肝颈静脉回流征阳性则更具特征性。

（3）肝脏肿大

肝脏因瘀血肿大常伴压痛，持续慢性右心衰可致心源性肝硬化，晚期可出现黄疸、肝功能受损及大量腹水。

（4）心脏体征

除基础心脏病的相应体征之外，右心衰时可因右心室显著扩大而出现三尖瓣关闭不全的反流性杂音。

（三）全心衰竭

同时具备左右心力衰竭的临床表现，因右心衰竭时右心排血量减少，可缓解左心的负荷，使左心衰竭的表现反而减轻。

四、西医诊断

心力衰竭的西医诊断是综合病因、病史、症状、体征及客观检查而作出的。首先应有明确的器质性心脏病的诊断。心衰的症状、体征是诊断心衰的重要依据。疲乏、无力等由于心排血量减少的症状无特异性，诊断价值不大，而左心衰竭的肺瘀血引起不同程度的呼吸困难，右心衰竭的体循环瘀血引起的颈静脉怒张、肝大、水肿等是诊断心衰的重要依据。

五、西医治疗

（一）治疗原则

包括对各种可导致心功能受损的基本病因和诱因，如冠心病、高血压、糖尿病的早期治疗；调节心力衰竭的代偿机制，减少其负面效应如拮抗神经体液因子的过分激活，阻止心肌重塑的进展；对临床心衰患者，除缓解症状外，还应达到以下目的：①提高运动耐量，改善生活质量。②阻止或延缓心肌损害进一步加重。③降低死亡率。

（二）治疗措施

1. 病因治疗

（1）基本病因的治疗

对于心力衰竭患者，应仔细寻找其基本病因，予以有效治疗，如尽早控制高血压、糖尿病，药物、介入及手术治疗改善冠心病心肌缺血；慢性心瓣膜病以及先天畸形的介入或换瓣、纠治手术等，均应在出现临床心衰症状前进行。对于少数病因未明的疾病如原发性扩张型心肌病等亦应早期干预，从病理生理层面延缓心室重塑过程。病因治疗的最大障碍是发现和治疗过晚，很多患者常满足于短期治疗以缓解症状，拖延时日终至发展为严重的心力衰竭，不能耐受手术，从而失去了治疗的时机。

（2）消除诱因

控制呼吸道感染，应积极选用适当的抗菌药物治疗。纠正心律失常特别是心房颤动，对心室率很快的心房颤动应尽快控制心室率，如有可能应及时复律。潜在的甲状腺功能亢进、贫血等也是心力衰竭加重的原因，应注意检查并予以纠正。

2. 一般治疗

（1）休息

控制体力活动，避免精神刺激，降低心脏的负荷，有利于心功能的恢复。但长期卧床易发生静脉血栓肺甚至形成栓塞，同时也使消化功能减低，肌肉萎缩。因此，应鼓励心衰患者主动运动，根据病情轻重不同，从床边小坐开始逐步增加有氧运动，如散步等。

（2）控制钠盐摄入

心衰患者血容量增加，且体内水钠潴留，因此减少钠盐的摄入有利于减轻水肿等症状，但应注意在应用强效排钠利尿剂时，过分限盐可导致低钠血症。

3. 药物治疗

（1）利尿剂

利尿剂是心力衰竭治疗中最常用的药物，通过排钠排水减轻心脏的容量负荷而改善左室功能，对缓解瘀血症状，减轻水肿有十分显著的效果。一般首选噻嗪类，必要时可加用保钾利尿剂。强力利尿剂主要用于急性肺水肿及顽固性心衰。注意原则：①间歇应用。②小剂量，记录出入量和体重变化。③轻症时噻嗪类口服间歇使用，中度可加用保钾利尿剂持续应用。④肾功能不全时禁用保钾利尿剂。⑤及时检测电解质，避免电解质紊乱。

（2）血管扩张剂

扩张周围小动脉，减轻心脏排血的阻力，降低心脏的后负荷；扩张周围小静脉，可减少回心血量，减轻心脏的前负荷。用血管扩张剂时，需密切观察病情及用药前后的心率、血压变化，谨防血管过度扩张，心脏充盈不足，血压下降，心率加快；同时还得注意药物的副作用。

（3）血管紧张素转换酶（ACEI）抑制剂

ACEI 抑制剂用于心力衰竭时，其主要作用机制为：①抑制肾素血管紧张素系统（RAS），除对循环 RAS 的抑制可达到扩张血管，抑制交感神经兴奋性的作用，更重要的是对心脏组织中的 RAS 的抑制，改善和延缓心室重塑。②抑制缓激肽的降解可使具有血管扩张作用的前列腺素生成增多，同时亦有抗组织增生的作用。总之，通过 ACEI 抑制剂除了发挥扩血管作用，改善心衰时的血流动力学、减轻瘀血症状外，更重要的是降低心衰患者代偿性神经－体液的不利影响，限制心肌、小血管的重塑，以维护心肌的功能，推迟心力衰竭的进展，降低远期死亡率。

（4）正性肌力药物

①洋地黄类制剂的应用：可加强心肌收缩力使心搏量增加，心室舒张末压及容量下降，静脉及器官充血缓解，全身各组织器官血液灌注增加。洋地黄类制剂可直接或通过兴奋迷走神经间接降低窦房结自律性，延缓房室传导而减慢心率，而对心房肌及心室肌则使其不应期及复极期缩短，故不增加衰竭心肌的耗氧量。

②拟交感胺类药物：如多巴胺，多巴酚丁胺。

③磷酸二酯酶抑制剂：仅限于终末期心衰，或在心脏移植前短期支持应用。

六、预防

防治呼吸道感染及风湿活动，避免过度劳累及应用各种抑制心肌收缩力的药，控制各种心律失常，治疗可能影响心功能的各种并发症（胸、腹腔积液）。

第二节 冠心病

冠状动脉粥样硬化性心脏病简称冠心病，是指冠状动脉粥样硬化或伴痉挛所致血管腔狭窄或阻塞，引起的缺血性心脏病，又称为缺血性心脏病。

一、病因及危险因素

尚未完全确定，本病是多病因的疾病，即多种因素作用于不同环节所致，主要的危险因素有：

1. 血脂异常

脂质代谢异常是动脉粥样硬化最重要的危险因素。总胆固醇（TC）、甘油三酯（TG）、低密度脂蛋白（LDL）或极低密度脂蛋白（VLDL）增高，高密度脂蛋白（HDL）降低都被认为是危险因素。在临床实践中，以 TC 及 LDL 增高最受关注。

2. 高血压

血压增高与本病关系密切。60％～70％的冠状动脉粥样硬化症患者有高血压，高血压患者患本病较血压正常者高3～4倍。收缩压和舒张压增高都与本病密切相关。

3. 吸烟

吸烟者与不吸烟者比较，本病的发病率和病死率增高2～6倍，且与每日吸烟的支数呈正比。被动吸烟也是危险因素。

4. 糖尿病和糖耐量异常

糖尿病患者中不仅本病发病率较非糖尿病者高出数倍，且病变进展迅速。本病患者糖耐量减低者也十分常见。

5. 年龄、性别

男 ≥ 45 岁，女 ≥ 55 岁或提前绝经而未补充雌激素可致发病率增加；近年来，临床发病年龄有年轻化趋势。男性与女性相比，女性发病率较低，但在更年期后发病率增加。年龄和性别属于不可改变的危险因素。

6. 遗传家族史

家族中有在年龄 <50 岁时患本病者，其近亲得病的机会可 5 倍于无这种情况的家族。常染色体显性遗传所致的家族性高脂血症是这些家族成员易患本病的因素。此外，近年已克隆出与人类动脉粥样硬化危险因素相关的易感或突变基因 200 种以上。

7. 其他的危险因素

①肥胖。②从事体力活动少，脑力活动紧张，经常有工作紧迫感者。③西方的饮食方式。常进食较高热量、含较多动物性脂肪、胆固醇、糖和盐的食物者。④性情急躁、好胜心和竞争性强、不善于劳逸结合的 A 型性格者。

近年提出肥胖与血脂异常、高血压、糖尿病和糖耐量异常同时存在时称为"代谢综合征"是本病重要的危险因素。新近发现的危险因素还有：①血中同型半胱氨酸增高。②胰岛素抵抗增强。③血中纤维蛋白原及一些凝血因子增高。④病毒、衣原体感染等。

二、分型

1979 年世界卫生组织曾将冠心病分为五型：①隐匿型或无症状性冠心病。②心绞痛。③心肌梗死。④缺血性心肌病。⑤猝死。近年根据发病特点和治疗原则不同分为两大类：①慢性冠脉疾病（CAD），也称慢性心肌缺血综合征（CIS）。②急性冠状动脉综合征（ACS）。前者包括稳定型心绞痛、缺血性心肌病和隐匿性冠心病等。后者包括不稳定型心绞痛（UA）、非 ST 段抬高型心肌梗死和 ST 段抬高型心肌梗死。

三、心绞痛

心绞痛是由于冠状动脉供血不足，心肌暂时、急剧缺血缺氧引起的临床综合征。特点是突然发作性胸骨后压榨性疼痛，憋闷感觉，可向左肩、左上肢放射。有一定诱因，休息或含用硝酸甘油迅速缓解。

（一）病因与发病机制

冠状动脉粥样硬化使冠状动脉狭窄或部位闭塞，扩张能力下降，血流量减少，只能满足心肌在一般情况下的耗氧，当劳累过度、情绪激动，或突然发生冠状动脉痉挛，以及休克、心动过速时，冠状动脉血流量骤然减少，不能满足心肌代谢需要，引起心肌暂时、急剧缺血缺氧而发生。

不稳定型心绞痛的发生机制是由于覆盖在动脉粥样硬化斑块上的纤维帽破裂，血小板黏附形成血栓并阻塞冠状动脉引起。产生疼痛的直接原因可能与缺血缺氧时，心肌内积聚过多的乳酸、丙酮酸、磷酸等酸性代谢产物或类似激肽的多肽物质刺激心脏内自主神经的传入神经末梢，传至大脑，引起疼痛。

（二）临床表现

1. 症状

心绞痛以发作性胸痛为主要临床表现，疼痛的特点为：

（1）部位

发作性胸痛，多位于胸骨中上段的后方，可向左肩、左上肢放射。不典型者疼痛可在上腹部、左或右前胸、颈部或剑突下；性质表现为烧灼感、闷胀感等。

（2）性质

呈压迫性、缩窄性、紧握性的钝性疼痛，常伴有窒息或濒死感。

（3）诱因

体力活动、精神紧张、饱餐、寒冷刺激、劳累、吸烟、休克等。

（4）持续时间

历时短暂，常为 1～5min，很少超过 15min。

（5）缓解方式

一般在停止原来诱发症状的活动后即可缓解，或含用硝酸甘油后可迅速缓解。

2. 体征

平时一般无异常体征。疼痛发作时常见心率增快、血压升高、表情焦虑、皮肤冷或出汗，有时出现第四或第三心音奔马律。

（三）实验室和其他检查

①血糖、血脂检查可了解冠心病危险因素；胸痛明显者需查血清心肌损伤标志物，包括心肌肌钙蛋白 I 或 T、肌酸激酶（CK）及同工酶（CK-MB）；查血常规注意有无贫血，必要时查甲状腺功能。

②心电图、运动负荷试验、动态心电图、超声心动图及冠状动脉造影等检查。

（四）诊断

诊断：有典型心绞痛症状者不难诊断。如能获得心肌缺血客观依据，诊断明确。目前心电图仍是发现心肌缺血最常用而又有价值的无创伤性检查手段。结合心电图负荷试验或连续记录 24h 动态心电图，有助于症状不典型者的诊断。有条件者可选用放射同位素扫描或冠状动脉造影。

（五）治疗

治疗主要在于预防新的动脉粥样硬化的发生发展和治疗已存在的动脉粥样硬化病变。治疗原则是改善冠脉血供和降低心肌耗氧以改善病人症状，提高生活质量，预防心肌梗死和死亡，延长生存期。

1.一般治疗

①停止活动，安静休息。

②调节饮食，减轻精神负担。

③吸氧，酌情使用镇静剂。

2. 药物治疗

目的是终止心绞痛发作和预防发作。

①抗心肌缺血药物：有硝酸酯类、β 受体阻滞剂、钙离子阻滞剂等。

②抗血小板治疗。

③抗凝治疗。

④调脂治疗。

3. 血管重建治疗

采用药物保守治疗还是血运重建治疗（包括经皮介入（PCI）或者旁路移植术（CABG）），需根据冠脉的病变解剖特征及病人临床特征以及当地医疗中心手术经验等综合判断决定。

四、心肌梗死（MI）

急性心肌梗死是冠状动脉急性闭塞，使部分心肌因严重的持久性缺血而发生局部坏死。临床上出现突发剧烈持续的胸痛、急性循环功能障碍、坏死心肌的全身性反应等症候以及反映心肌急性缺血、损伤和坏死的一系列特征性的心电图改变和血清酶改变。

本病既往在欧美常见。根据中国心血管病报告的数据，MI 发病率在不断增高，死亡率整体呈上升趋势。

（一）病因和发病机制

1. 心肌梗死的基本病因

冠状动脉粥样硬化造成管腔严重狭窄。

2. 心肌耗氧增加的诱因

体力过劳、精神刺激、饱餐、用力排便、心动过速、大出血、低血压等。

3. 冠脉闭塞及心肌坏死的直接原因

冠状动脉内血栓形成；粥样斑块的出血、破溃，引起血小板凝集形成血栓；冠状动脉痉挛引起冠脉闭塞。

4. 心肌梗死发生严重心律失常、心力衰竭和休克，使冠状动脉灌流量进一步降低，扩大坏死范围

（二）病理和病理生理

1. 冠状动脉病变

绝大多数 MI 病人冠脉内可见在粥样斑块的基础上有血栓形成，使管腔闭塞。但是由冠脉痉挛引起管腔闭塞者中，个别可无严重粥样硬化病变。此外，梗死的发生与原来冠脉受粥样硬化病变累及的血管数及其所造成管腔狭窄程度之间未必呈平行关系。

（1）左冠状动脉前降支闭塞

引起左心室前壁、心尖部、下侧壁、前室间隔和二尖瓣前乳头肌坏死。

（2）右冠状动脉闭塞

引起右心室膈面、后室间隔和右心室梗死，并可累及窦房结和房室结。

（3）左冠状动脉回旋支闭塞

引起左心室高侧壁、膈面和左心房梗死。可累及房室结。

（4）左冠状动脉主干闭塞

引起左心室广泛梗死。

2. 心肌病变

冠状动脉闭塞后 20 ~ 30min，相应部位心肌即发生坏死，1 ~ 2h 绝大部分心肌呈凝固性坏死，以后坏死的心肌逐渐溶解，形成肌溶灶，随后渐有肉芽组织生成。

3. 病理生理

主要为心室收缩和舒张功能的改变，及由此而引起的血流动力学变化。其程度与梗死部位、程度和范围有关。

（三）临床表现

与梗死的面积大小、部位、冠状动脉侧支循环情况密切相关。

1. 先兆症状

1/2 ~ 1/3 患者有先兆症状，表现为长时间的乏力、胸闷、心悸、烦躁和心绞痛。其中最常见的是原来的稳定型心绞痛变为不稳定型；或既往无心绞痛，突然出现心绞痛，且发作频繁、程度较重、持续时间较长、硝酸甘油疗效下降。心电图有一过性 ST 段抬高或压低，T 波倒置或增高。

2. 主要症状和体征

（1）疼痛

为最早出现的最突出症状，多于清晨发生，无明显诱因。其性质和部位与心绞痛相似，但程度更剧烈，常呈难以忍受的压榨、窒息感，甚至伴濒死感，伴有大汗及烦躁不安，持续时间 1 ~ 2h 或 10h，或时重时轻达数天之久。用硝酸甘油无效，需用麻醉性镇痛药才能减轻。疼痛部位多在胸骨后，且范围较广，常波及整个心前区，约 10% 的病例波及剑突下及上腹部，可向左向上放射。

（2）全身症状

发热(体温多在 38℃左右)，一般在梗死后 24 ～ 48h 出现，可持续约 1 周。属于吸收热。发热与梗死面积呈正相关。

（3）胃肠道症状

明显的恶心、呕吐及上腹胀痛，重者发生呃逆，多见于下壁心肌梗死。其产生与坏死组织刺激迷走神经和组织灌注不足有关。

（4）心律失常

极常见，起病 3 日内，发生率达 90% 以上，为急性期死亡的主要原因之一。最常见的是室性异位心律（包括频发室性早搏、阵发性室性心动过速和心室颤动），在发病后 24h 内最易出现。频发（5 次 /min）、多源、成对出现的，或 R 波落在 T 波上的室性早搏可能为心室颤动的先兆。

（5）低血压和休克

疼痛剧烈常伴血压下降，未必是休克。但疼痛缓解，收缩压仍低于 80mmHg，伴有血流灌注不足的表现，如烦躁不安，脸色苍白，皮肤湿冷，大汗淋漓，脉搏细快，尿量减少，神志恍惚甚至昏厥时，则为心源性休克，系因心肌广泛性坏死，心输出量急剧下降所致。

（6）心力衰竭

主要是急性左心衰，大面积心梗后收缩力减弱所致，出现呼吸困难、咳嗽、烦躁及紫绀等。严重时两肺布满湿啰音，形成肺水肿，可导致右心衰竭。右心室心梗一开始就出现右心衰。

（7）心脏体征

心动过速或减慢，心尖第一心音减弱、舒张期奔马律、心律失常等。如心尖部闻及粗糙的收缩期杂音，多为乳头肌功能紊乱所致。

（四）实验室及其他检查

1.心电图检查

心电图常有进行性的改变，对 MI 的诊断、定位、判定范围、估计病情演变和预后都有帮助。

（1）特征性改变

（坏死型）病理 Q 波；（损伤型）ST 段抬高；（缺血型）T 波倒置。

（2）动态演变

①最初几小时，出现异常高大 T 波，称超急期改变。

②数小时后，ST 段明显抬高，呈弓背向上的单向曲线，数小时至 2d 内形成病理性 Q 波，同时 R 波降低，为急性期改变。病理性 Q 波在 3 ~ 4d 稳定不变则永久存在。

③数天至 2 周左右，ST 段恢复，T 波逐渐平坦或倒置，为亚急性期改变。

④数周至数月后，T 波逐渐倒置，呈冠状 T 波，为慢性期改变。数周或数年后可逐渐转为正常。

2.放射性核素检查

显示心肌梗死的部位和范围，观察心室壁的运动以及测定左心室的射血分数。帮助判断心室功能、诊断梗死后造成的室壁运动失调和室壁整体功能。

3. 超声心动图

了解心室壁的运动和左心室的功能，诊断室壁膨胀瘤和乳头肌的功能。

4. 实验室检查

（1）起病 24 ~ 48h，WBC 增高，N 增多，ESR 加快，可持续 1 周。

（2）血清心肌坏死标志物。心肌损伤标志物增高水平与心肌坏死范围及预后明显相关。对心肌坏死标志物的测定应进行综合评价，如肌红蛋白在 MI 后出现最早，也十分敏感，但特异性不是很强；cTnT 和 cTnl 出现稍延迟，特异性很高，在症状出现后 6h 内测定为阴性，则 6h 后应再复查，其缺点是持续时间 10~14d，对在此期间判断是否有新的梗死不利。CK–MB 虽不如 cTnT、cTnl 敏感，但对早期（<4h）MI 的诊断有较重要价值。

（四）诊断

典型临床表现，特征性心电图改变和实验室检查变化，三项中具有两项即可确诊。

（五）治疗

1. 治疗目的

缓解疼痛、缩小梗死范围、减轻心脏负担、防治并发症。

2. 一般治疗与监护

（1）监护

在冠心病监护病房进行心电图、血压和呼吸监测，以便及时处理各种并发症。

（2）休息

完全卧床休息 2 周左右，消除患者的焦虑、紧张。

（3）吸氧

发病初期以鼻导管低流量吸氧。以改善心肌缺氧，减轻疼痛，有助于缩小心肌坏死范围。

（4）护理

日常生活有他人照顾，进易消化、低盐、低脂流质食物，保持大便通畅。

3. 止痛

剧烈疼痛常使患者极度不安，甚至发生休克、严重心律失常、心脏破裂等，故应尽快止痛。可选用吗啡 5 ~ 10mg 或度冷丁 50 ~ 75mg 皮下或肌内注射，必要时 1 ~ 2h 后重复一次。

4. 抗血小板及抗凝治疗

环氧化酶抑制剂（COX）通过抑制 COX 活性而阻断血栓素 A2 (TXA2) 的合成，达到抗血小板聚集的作用，阿司匹林是抗血小板聚集治疗的基石，除非有禁忌，所有病人均应在抗血小板聚集的基础上常规接受抗凝治疗，根据治疗策略及缺血、出血事件风险选择不同的药物。

5. 心肌再灌注治疗

（1）溶栓疗法。

（2）经皮冠状动脉介入治疗（PCI）：扩张狭窄血管，再通率高，再梗死率低。

（3）冠状动脉搭桥术：溶栓疗法和 PCI 不适合或失败者。

6. 纠正心律失常

避免发展为严重的心律失常甚至猝死。

7. 抗休克

在血流动力学监测下，分别用补充血容量、血管扩张剂和其他疗法。

8. 积极治疗心力衰竭

梗死发生 24h 内，避免使用洋地黄，以利尿剂和血管扩张剂为主。

9. 其他疗法

下列疗法可能有助于挽救濒死心肌，防止梗死扩大，缩小缺血范围，加快愈合作用，有些尚未完全成熟或疗效尚有争论，可根据患者具体情况考虑选用。

（1）极化液疗法：促进心肌细胞摄取糖，使 K^+ 进入细胞内，恢复细胞膜激化状态，减少心律失常发生。

（2）调脂治疗、β 受体阻滞剂、钙通道阻滞剂、血管紧张素转换酶抑制剂和血管紧张素受体阻滞剂应用。

（3）促进心肌细胞代谢药物应用。

（七）预防

在正常人群中预防动脉粥样硬化和冠心病属一级预防，已有冠心病和 MI 病史者还应预防再次梗死和其他心血管事件称之为二级预防。二级预防应全面综合考虑，为便于记忆可归纳为以 ABCDE 为符号的五个方面，即①抗血小板、抗心绞痛治疗和 ACEI。② β 受体拮抗剂预防心律失常、减轻心脏负荷等，控制血压。③控制血脂和戒烟。④控制饮食和糖尿病治疗。⑤健康教育和运动。

第三节　心律失常

　　正常情况下，心脏以一定范围的频率发生有规律的搏动，这种搏动的冲动起源于窦房结（SAN），以一定的顺序和速率传导至心房和心室，协调心脏各部位同步收缩，形成一次心搏，周而复始，为正常节律。心律失常是指心脏冲动的频率、节律、起源部位、传导速度或激动次序的异常，心脏冲动的形成和传导发生障碍，致使整个心脏或部分心脏跳动过快、过慢或不规则。其可见于生理情况，更多见于病理性状态，包括心脏本身疾病和非心脏疾病。

一、病因

1.遗传性心律失常

　　目前已经明确的遗传性心律失常包括长QT间期综合征、短QT间期综合征、Bmgada综合征、儿茶酚胺敏感性室性心动过速、早期复极综合征等。临床上确定或者怀疑遗传性心律失常疾病导致的心脏性猝死病人或幸存者及其直系亲属，应加强离子通道病和心肌病基因检测与风险评估。

2.后天获得性心律失常

　　（1）生理性因素如运动、情绪变化等可引起交感神经兴奋而产生快速型心律失常，或因睡眠等迷走神经兴奋而发生缓慢型心律失常。

（2）病理性因素又可分为心脏本身、全身性和其他器官障碍的因素。心脏本身的因素主要为各种器质性心脏病，包括冠心病、高血压性心脏病、风湿性心脏病、瓣膜病、心肌病、心肌炎和先天性心脏病等；全身性因素包括药物毒性作用、各种原因的酸碱平衡及电解质紊乱、神经与体液调节功能失调等。交感与副交感神经系统两者张力平衡时心电量，而当平衡失调时容易发生心律失常。心脏以外的其他器官在发生功能性或结构性改变时亦可诱发心律失常，如甲状腺功能亢进、贫血、重度感染、脑卒中等。此外，胸部手术（尤其是心脏手术）、麻醉过程、心导管检查、各种心脏介入性治疗及药物与毒素（如河豚素）等均可诱发心律失常。

二、临床分类

按其发生原理，分为冲动形成异常和冲动起源异常。

1. 冲动形成异常

（1）窦性心律失常

包括窦性心动过速、窦性心动过缓、窦性心律不齐、窦性停搏。

（2）异位心律

①被动性异位心律：逸搏（房性、房室交界性、室性）、逸搏心律（房性、房室交界性、室性）。

②主动性异位心律：期前收缩（房性、房室交界性、室性）、阵发性心动过速（室上性、室性）、心房扑动、心房颤动、心

室扑动、心室颤动。

2. 冲动传导异常

（1）生理性

干扰或干扰性房室分离。

（2）病理性

窦房传导阻滞、房内传导阻滞、房室传导阻滞、室内传导阻滞（左、右束支及左束支分支传导阻滞）。

（3）房室间附加途径传导

如预激综合征（WPW综合征，心电图有预激表现，临床有心动过速发作）。

三、西医诊断

1. 病史

心律失常的诊断应从详尽采集病史开始，让病人客观描述发生症状时的感受，病史通常能提供对诊断有用的线索。病史询问包括：①发作诱因和频度，起止方式，发作时症状和体征。②既往是否有类似心律失常发作史，以及家族成员中是否有类似发作史。③是否有已知心脏疾病病史。④是否有引起心脏病变的全身性疾病，如甲亢。⑤是否有服药史，尤其是抗心律失常药物、洋地黄和影响电解质的药物。⑥是否有植入人工心脏起搏器史等。

2. 心脏听诊

包括心音、心率、心律的改变。

3. 常规心电图检查

是诊断心律失常最可靠的方法，应记录 12 或 18 导联心电图，并记录清楚显示 P 波导联的心电图长条以备分析，通常选择Ⅵ或Ⅱ导联。心电图分析原则：根据 P 波形态特征确定其节律，判断基本心律是窦性心律还是异位心律；②测定 PP 或 RR 间期计算心房率或心室率有无心动过速或过缓，以及心律不齐；测定 PR 间期和 QT 间期，判断有无延长或缩短；④比较 pp 间期 RR 间期，寻找心房律和心室律的关系。

4. 动态心电图

可观察 24h 的心电动态活动情况。

5. 电生理检查

以整体心脏或心脏的一部分为对象，记录心内心电图，标测心电图和应用各种特定的电脉冲刺激，借以诊断和研究心律失常的一种方法。

四、期前收缩

期前收缩是指窦房结以下的异位起搏点发出过早冲动引起心脏提前搏动，简称早搏，为最常见的心律失常。根据早搏起源部位不同，分为房性、房室交界性和室性三种类型，其中以室性早搏最常见，房性次之。早搏可为偶发，可频发，不规则或有规律地发生。如每个或两个窦性心搏后出现一个早搏称为二联律或三联律；每个窦性心搏后接连出现两个早搏为成对出现的早搏。

（一）病因

（1）功能性：和精神紧张、疲劳、情绪激动等有关。

（2）器质性心脏病。

（3）某些药物影响：如洋地黄、奎尼丁等。

（4）电解质紊乱：低血钾、低血钙。

（5）对心脏的直接刺激：如心脏手术等。

（二）临床表现

（1）症状：偶发早搏一般没有明显的临床症状，部分病人有心悸或心跳暂停感；频发或连续性早搏可引起头晕、乏力等不适，甚或诱发心绞痛及心功能不全。这是由于心排血量降低而造成。

（2）临床听诊可发现心搏突然提早而其后多有较长的间歇。早搏时因心室充盈量减少而致第一心音增强，心排血量的降低使第二心音减弱或消失。可出现脉搏短绌。

（三）心电图检查

1. 房性过早搏动

①有提前出现的房性 P' 波，其形态与窦性 P 波不同。②P'–R 间期 > 0.12s。③正常的或变形的 QRS 波群（伴室内差异性传导）。④多为不完全性代偿间歇。

2. 房室交界性过早搏动

①提前出现的室上性 QRS 波群而其前无相关的 P 波。②可有逆行 P 波。③多为完全性代偿间歇。

3. 室性过早搏动

①提前出现的宽大（ > 0.12s）畸形的 QRS 波群而其前无

提前的 P 波。② T 波宽大与 QRS 波群主波方向相反。③多为完全性代偿间歇。

（四）治疗

（1）去除病因，无器质性心脏病证据的各种早搏，一般无需特殊治疗。有明显不适时予以地西绊（安定）等温和的镇静剂。

（2）因心血管疾病引起的频发可选用维拉帕米、普罗帕酮、β-受体阻滞剂、洋地黄类等药物。

（3）心肌供血不足而诱发的室早，要予以重视，尤其是多源、频发、成对或连续出现的室早，以免发展成为心室颤动而危及生命。通常首选利多卡因静脉给药，有效后过渡到口服药（美西律或普罗帕酮）维持。因心功能不全而引起的室早，宜选用洋地黄类强心苷治疗。而洋地黄中毒所诱发的室早，则应立即停用洋地黄，并给予苯妥英钠和氯化钾。

（4）心动过缓时出现的室早，可酌情选用阿托品、山莨菪碱等药治疗。

五、心房颤动

心房颤动（简称房颤）是心房发生快速不规则冲动，达 350～600 次/min，致心房各部位肌纤维极不规律地乱颤，使心房丧失有效的泵血功能。

（一）病因

（1）有器质性心血管疾病者，如风心病、冠心病、肺心病、高血压性心脏病及甲亢性心脏病等。

（2）心导管检查及胸腔手术。

（3）洋地黄中毒。

（4）阵发性多无器质性心血管疾病，见于缺氧、低钾、情绪激动、吸烟、饮酒。

（二）临床表现

与原有心脏病的轻重程度及心室率的快慢有关。一般有心悸、头晕、胸闷等不适症状，如心室率过快，可诱发心绞痛或心力衰竭。心律则绝对不齐，第一心音强弱不等，伴脉短绌现象。

（三）心电图检查

（1）P波消失，代之以350~600次/min的大小不等的f波。

（2）心室律（R–R间期）绝对不等。

（3）QRS波群及T波的形态为室上性，但可有变形；如有室内差异性传导，可发生宽大畸形，且发生在长间歇后提前心搏前，呈右束支传导阻滞型。

（四）治疗

心房颤动治疗强调长期综合管理，即在治疗原发疾病和诱发因素基础上，积极预防血栓栓塞、转复并维持窦性心律及控制心室率，这是房颤治疗的基本原则。

1. 抗凝治疗

房颤病人的栓塞发生率较高，因此抗凝治疗是房颤治疗的重要内容。华法林是房颤抗凝治疗的有效药物，新型口服抗凝药（NOACs）如达比加群酯、利伐沙班、阿哌沙班等目前主要用于非瓣膜性房颤的抗凝治疗，NOACs的特点是不需常规凝血指标监测，较少受食物或药物的影响，安全性较好。

2. 减慢心室律

心室率过快或伴有心功能不全时，应予以洋地黄类强心苷治疗，力争将心室率控制在 70 ~ 80 次 / min 以下。必要时可加用维拉帕米或普萘洛尔。

3. 转复并维持窦性心律

将房颤转复为窦性心律的方法包括药物复律、电复律及导管消融治疗。适用于急性期患者且估计转复后可以在较长时间维持者。胺碘酮致心律失常发生率最低，是目前常用的维持窦性心律药物，特别适用于合并器质性心脏病的病人，药物复律无效时，可改用电复律。对于症状明显药物治疗无效的阵发性房颤，导管消融可作为一线治疗。

复律的指征：①房颤不超过 1 年，心脏病变较轻者。②基本病因去除后房颤持续存在。③房颤伴肥厚型心肌病者。

六、阵发性心动过速

是一种阵发性快速而规律的异位心律，实际上是 3 个或 3 个以上连续发生的早搏，心率多在 160 ~ 220 次 /min。一般根据异位冲动的起源部位，将其分为房性、交界性和室性三种类型。但房性和交界性难以分辨而统称为室上性心动过速，室上性心动过速较室性心动过速多见。

（一）病因

1. 室上性心动过速

常见于无明显心血管疾病的人，亦可见于各类心脏病患者、预激综合征、甲亢、低血钾及洋地黄中毒时。

2. 室性心动过速

绝大多数发生于严重心肌损害的患者,最常见于冠心病,其他心脏病及电解质紊乱、药物(如洋地黄、奎尼丁等)中毒也可出现。

(三)临床表现

1. 阵发性室上速

多突发突止,持续时间长短不一,可由数秒、数分至数小时乃至数天。发作时可出现心慌、烦躁不安、多尿等不适,少数人可诱发头晕、晕厥或心绞痛,甚或心功能不全。体格检查心律快而规则,心率160～220次/min,第一心音强弱不等,脉搏快而细弱。

2. 阵发性室速

发作时,由于心房和心室失去正常的收缩次序,心排血量降低,出现急性心功能不全、晕厥、休克、心源性脑缺血综合征等情况。甚至发生猝死。体格检查心律不规则,心率150～200次/min,心尖部第一心音强弱不等。

(四)心电图捡查

1. 阵发性室上性心动过速

①心率160～220次/min,R-R间期规则。②P波形态不同于窦性P波。如直立P波,P-R间期>0.12s,为房性心动过速;如P波为逆行性,P-R间期<0.12s或R-P间期<0.20s,则为交界区性心动过速。③可有继发性T改变。

2. 阵发性室性心动过速

①心率为150～200次/min,节律可稍不规则。②QRS波群宽大畸形,>0.12s。③P波或埋藏于心室综合波内,或

与 QRS 波群无关（房室分离）。

（五）治疗

1. 阵发性室上速

（1）机械刺激迷走神经

如病人心功能与血压正常，可先尝试刺激迷走神经的方法，如刺激咽部诱发恶心反射，压迫眼球，按压颈动脉窦等。

（2）药物兴奋迷走神经

使心动过速终止。有高血压、冠心病史者忌用。

（3）抗心律失常药物

首选维拉帕米，稀释后静注，或普罗帕酮，稀释后静注。一旦发作中止即停止用药。因洋地黄中毒所致者，则予以钾盐和苯妥英钠。

（4）洋地黄制剂

适用于伴心功能减退者。多用毛花甙丙静注。但预激综合征者忌用。

（5）导管消融技术

已十分成熟，安全、有效且能根治心动过速，应优先应用，暂时不能行导管消融术者且又发作频繁和症状显著者，可考虑应用长效 β 受体阻滞剂、长效钙通道阻滞剂或洋地黄预防发作；发作不频繁、可较好耐受、持续时间短、可自行终止或病人自行容易终止者，则不必预防性用药。

2. 阵发性室速

首先应决定哪些患者应给予治疗？目前除了 β 受体阻滞剂、胺碘酮以外，尚未能证实其他抗心律失常药物能降低心脏性猝死的发生率。况且，抗心律失常药物本身亦会导致或加重原有的心律失常。目前对于室速的治疗，一般遵循的原则是：有器质性心脏病或有明确诱因应首先给予针对性治疗；持续性室速发作，无论有无器质性心脏病，应给予治疗。

七、房室传导阻滞

房室传导阻滞指冲动由心房向心室的传递过程发生延迟，或者有部分的、全部的冲动不能传导至心室的现象。根据阻滞的程度，通常分为一度、二度和三度（完全性）房室传导阻滞。

（一）病因和发病机制

主要见于各种心肌炎（如风湿性、病毒性及细菌性）、各类器质性心脏病、药物中毒（如洋地黄、β 受体阻滞剂、钙拮抗剂用量过大）、电解质紊乱等。

（二）临床表现

一度房室传导阻滞多无明显的临床症状。二度房室传导阻滞Ⅰ型患者可有心搏脱漏感，Ⅱ型患者常有心悸、头晕、乏力等症状。三度房室传导阻滞者的症状似二度Ⅱ型病人，但重者可发生心源性脑缺血综合征（紫绀、昏厥、抽搐）和心功能不全，甚至可猝死。

（三）心电图检查

1. 一度房室传导阻滞

P-R 间期延长。

2. 二度房室传导阻滞

①Ⅰ型：P-R 间期逐渐延长，直至发生心室脱漏（无 QRS 波群）的现象。脱漏后的第 1 次 P-R 间期缩短，如此周而复始。形成 3：2、4：3、5：4 等比例的房室传导阻滞。②Ⅱ型：P-R 间期固定不变，但每隔 1、2 或 3 个 P 波后有 1 次 QRS 波群脱漏。因而分别称为 2：1、3：2、4：3 比例的房室传导阻滞。

3. 三度房室传导阻滞

P-P 和 R-R 间隔各有其规律，但两者之间毫无关联。心房跳心房的，心室跳心室的。

（四）治疗

1. 病因治疗

风湿热所致者应抗风湿；洋地黄中毒者需立即停药并予以相应处理。急性感染诱发者宜控制炎症。

2. 提高心室率

多选用阿托品、异丙肾上腺素等药物。

3. 药物治疗收效不显著时应考虑安装人工心脏起搏器

（略）

第三章　裴正学教授治疗心血管病总的思维方法

裴正学教授从医60载，在心血管系统疾病的治疗方面积累了极为丰富的经验。

一、活血化瘀

裴正学教授认为治疗心血管疾病的根本大法是活血化瘀。不管哪一种心血管疾病，最终都会导致冠脉微循环障碍，这是所有心血管疾病的共性，即中医所谓心脉不畅，闭阻不通，不通则痛。对于冠脉病变，现代医学采用介入治疗(扩冠、支架、架桥)，一度成了划时代的巨大贡献。但是忽略了"再灌注损伤"(介入后一部分患者仍有胸闷、心慌、气短等不舒)，以及心脏导管、造影是看不到冠状动脉痉挛，尤其在心情激动、忧伤、痛苦、劳累过度时因冠脉痉挛而产生胸闷、心慌、气短等不舒。现代医学的扩冠药有治疗作用，但缺乏预防。相比之下，中医活血化瘀药不但具有治疗作用，预防作用尤为显著。活血化瘀既能扩张冠脉血管，改变血流状态，增加血流量，又能改善心肌舒张功能，提高心肌收缩力，减小血流阻力，降低心肌耗氧率。还能改善患者的局部微循环，使心脏的血液得到真正供应。活血化瘀还可通过激活毛细血管的活性，促进组织的修复，又可减轻血小板的聚集，防止血液凝固，防止血栓的形成。心脏血瘀会导致各种情况出现，比如心悸、气短、胸闷、失眠、烦躁、多虑、多疑、惊恐、怀疑、错觉等，而这些情况又会加重心脏表现。故在治疗上应把活血化瘀贯穿于本病的始末。王清任的血府逐瘀汤能治疗十九种症状，疗效上统统都离不开对心血管供血的调节。北京地区协作组发明的冠心 II 号大大提高了中医治疗心血管病的整体水平，裴正学教授在此基础上加汉三七、水蛭，则效果更佳。活血化瘀是中医治疗冠心病的重要治法之一，久服可以达到稳定且西医所达不到的效果。

二、宽胸理气

裴正学教授认为治疗心血管疾病另一大法是宽胸理气。《金匮要略》的瓜蒌薤白白酒汤、瓜蒌薤白半夏汤是重要的宽胸理气方。瓜蒌宽胸理气、清热化痰，薤白行气解郁，半夏理气化痰。枳实薤白桂枝汤、人参汤、茯苓杏仁甘草汤、橘枳姜汤亦主之，薏苡附子汤、赤石脂乌头丸、桂枝生姜枳实汤、炙甘草汤宣通胸阳、益气养心。

三、温阳化水

可减轻心脏的前负荷，从而减轻心脏的负担。《素问·六节脏象论》言："心者，生之本，神之变也。为阳中之太阳，通于夏气。"是说心为生命的根本，主宰神明变化，心的功能，在于强大的阳气决定。心属火脏，上居于胸，"胸为阳位似天空"，故心有"阳中之太阳"的称号。心主阳气为先，心主血脉为后，心主血脉，心主神志功能，必在心阳督守下实现。若心阳虚衰，不能降伏下阴，下焦水寒，乘虚上冲心胸，在脾肾阳气虚弱时，下焦水寒上冲成为必然趋势，心脏病多见水气上冲证，名为"水心病"。胸闷、胸痛，心悸，心下逆满，气上冲胸，舌质淡苔水滑，脉弦或动而中止。治宜温养心阳治其本，降逆下气，利水消阴治其标，用苓桂术甘汤。《伤寒论》"心下逆满，气上冲胸，起则头眩，脉沉紧，发汗则动经，身为振振摇者，茯苓桂枝白术甘草汤主之"。

四、安神镇静

若情志抑郁，气滞上焦，胸阳失展，血脉不和，则胸痹心痛，证见：心胸满闷，隐痛阵阵，痛无定处，心悸气短，心烦失眠，性情急躁，善太息，遇情志不畅则诱发加剧，裴正学教授常用温胆汤、逍遥散、柴胡加龙骨牡蛎汤清热宁心、疏肝解郁、镇静安神，以减轻心脏的负担。

五、维持适应性

裴正学教授认为人体的适应能力是非常强大的，对于成年人在检查中发现的先天性心脏病，不要急于手术纠正。虽然有先天性心脏病（如房间隔缺损、室间隔缺损等），但几十年的成长，心脏及全身已经适应了现有状态，不能为手术而手术，"只见树木，不见森林"，反而手术后，破坏了心脏及全身原有的适应状态，适得其反。对于此类病人主要是维持原状，但要防治感染，避免劳累，保持心情舒畅。

第四章　裴正学教授治疗心血管病的辨证及用药

　　裴正学教授常讲，中医药在治疗心血管病方面一点也不逊于现代医学。对心血管病的辨证施治主要从以下方面进行。

　　1. 心气虚、心阳虚、亡阳

　　心气虚发展则是心阳虚，再发展就是亡阳。心气虚，心阳虚，亡阳是逐步加深的三个病理阶段。心慌、气短是心气虚基本症候群，治宜补气养心，裴正学教授常用方为归脾汤、保元汤加定心丸。

　　【常用药物】党参 10g，黄芪 20g，白术 12g，当归 10g，甘草 6g，麦冬 10g，朱茯神 12g，炒枣仁 15，肉苁蓉 10g，柏子仁 10g 等，水煎服。

　　在心阳虚者则在心气虚基础上出现阳虚症候群，即怕冷、自汗、水肿等，就为心阳虚，气虚至极则阳虚，阳虚水泛，故有怕冷水肿。治宜温补心阳，裴正学教授常用方是归脾汤中加温阳之药或真武汤、苓桂术甘汤。《伤寒论》"心下逆满，气上冲胸，起则头眩，脉沉紧，发汗则动经，身为振振摇者，茯苓桂枝白术甘草汤主之"。

【常用药物】茯苓 12g，桂枝 10g，白术 12g，附子 6g，干姜 6g，甘草 6g 等，水煎服。

亡阳者则为颜面苍白、大汗淋漓、脉为欲绝。亡阳即阴阳离决，精气乃散，相当于现代医学之休克，治宜回阳救逆，裴正学教授常用方是独参汤、四逆汤、参附汤。

【常用药物】红参 15 ~ 30g，附子片 10g，干姜 5g 等，水煎服。

2. 心血虚、心阴虚、亡阴

心悸、健忘、失眠、多梦是心血虚的基本症候群，治宜养血安神宁心，裴正学教授常用方为归脾汤。

【常用药物】党参 10g，黄芪 20g，白术 12g，当归 10g，甘草 6g，麦冬 10g，朱茯神 12g，炒枣仁 15，柏子仁 10g 等，水煎服。

心血虚进一步发展，出现骨蒸潮热、五心烦热、盗汗等则为心阴虚，血虚至极则阴虚，治宜滋养心阴，裴正学教授常用方是天王补心丹，此为治疗心阴虚最好的方剂。

【常用药物】党参 10g，茯苓 12g，玄参 10g，丹参 20g，桔梗 20g，远志 10g，当归 10g，五味子 3g，麦冬 10g，天冬 10g，柏子仁 15g，酸枣仁 15g，生地黄 12g 等，水煎服。

如果心阴虚进一步发展，出现皮肤干燥，烦躁气急，汗出如油而热，手足温者为亡阴。心血虚，心阴虚，亡阴亦是逐步加深的三个病理阶段。治宜益气养阴，裴正学教授常用方为生脉散。若西医诊断为心律不齐，裴正学教授首先推崇的是《金匮要略》的炙甘草汤：炙甘草 12g，生姜 6g，桂枝

10g，党参 10g，生地黄 12g，阿胶 10g（烊化），麦冬 10g，麻仁 10g，大枣 4 枚，水煎服。其次常用的是上海中医学院院长黄文东方"半蒌香草陈枝赤，金茶三两整心律"，即半夏，瓜蒌，郁金和茶树根等，郁金 6g，茶树根 30g，水煎服。

3. 心血瘀滞

心血瘀滞见于各种心血管疾病，尤其是冠心病（心绞痛或心肌梗死）、风湿性心脏病及心力衰竭等，往往心前区疼痛，呈闷憋样、针刺样、压榨样痛。治法应行瘀通络、活血化瘀。裴正学教授常用北京协作组的冠心Ⅱ号加汉三七、水蛭，王清任的"血府逐瘀汤"、经验方"山丹花开五泽川"及"五水布海汉三七"等。

【常用药物】赤芍 10g，川芎 10g，红花 6g，丹参 20g，降香 10g，汉三七 3g（冲），水蛭 10g（冲）等，水煎服。

4. 胸阳不通（胸阳痹阻）

胸阳不通其实质为西医之冠心病，其含义为胸中之气血闭塞不通，气血不通则产生了胸背痛、喘息、咳唾、短气等症状，所谓不通则痛。《素问》"真心痛，手足青至节，心痛甚，旦发夕死，夕发旦死"。治宜宣痹通阳，祛痰宽胸。裴正学教授常常选用《金匮要略·胸痹心痛短气病脉证治》中的所有方药进行加减。如"胸痹之病，喘息咳唾，胸背痛，短气，寸口脉沉迟，关上小紧数，瓜蒌薤白白酒汤主之"。"胸痹不得卧，心痛彻背者，瓜蒌薤白半夏汤主之"。"胸痹，胸中气塞，短气者，茯苓杏仁甘草汤主之，橘枳姜汤亦主之"。"胸痹，心中痞，留气结在胸，胸满，胁下逆抢心，枳实薤白桂枝汤主之；人参汤亦主之"。"胸痹缓急者，薏苡附子散主之"。"心中痞，诸逆心悬痛，桂枝生姜枳实汤主之"。"心痛彻背，背痛彻心，乌头赤石脂丸主之"。

【常用药物】瓜蒌10g，薤白10g，半夏6g，桂枝10g，陈皮6g，枳实10g，元胡10g，丹参20g等，水煎服。

5. 心火过旺

心火过旺表现为烦躁、心慌、气短、面赤、口干、失眠，治宜清心泻火，裴正学教授常用三黄泻心汤合黄连解毒汤，用大黄可以釜底抽薪。因心与小肠相表里，若心火移热于小肠则口舌生疮、小便短赤，治宜导热下行，在上述方中加导赤散。

【常用药物】大黄6g，黄连6g，黄芩10g，栀子10g等，水煎服。

6. 痰迷心窍

痰迷心窍则神志错乱、哭笑无常、胡言乱语，即表现为烦、狂、笑、语，此为基本证候群，治宜豁痰开窍，裴正学教授常用方导痰汤、生铁落饮。

【常用药物】半夏6g，橘红6g，茯苓12g，枳实10g，胆南星6g，甘草6g，天冬10g，麦冬10g，贝母10g，远志肉10g，石菖蒲10g，连翘10g，茯神12g，玄参10g，丹参20g等，水煎服。

7. 心脾两虚

脾为生化之源，又主运化水湿，消导水谷，脾气亏虚，则致血虚、水停。心脾两虚，气血化源不足，心失所养，则心悸气短，纳呆腹胀，证见心悸不寐，倦怠健忘，面色苍白，便溏，头晕目眩。治以补养心脾。裴正学教授常用归脾汤加减。常用药物：黄芪20g，党参10g，白术12g，炙甘草6g，当归10g，茯神12g，远志10g，炒枣仁15g，元肉10g等，水煎服。

8. 肝郁气滞

证见心悸胸闷，两胁胀痛，易生闷气，精神抑郁，情志不遂，善太息。治以疏肝理气。裴正学教授常用柴胡疏肝散加减。

【常用药物】柴胡10g，香附6g，枳壳10g，白芍10g，郁金6g，元胡10g，瓜蒌10g等，水煎服。

9. 心肾不交

心肾不交，产生心悸、怔忡。心肾之阳不能协调共济，导致心肾阳虚，阴寒内盛，水气停蓄，血行瘀滞等病变，造成恶性循环。出现心悸气喘，汗出肢冷，周身浮肿，烦躁不能平卧，神志不清，脉微欲绝。法当益气复脉、温肾助阳、温阳救逆。裴正学教授常用生脉汤、参附龙牡救逆汤加减。

【常用药物】人参10g，麦冬10g，五味子3g，黄芪20g，干姜6g，肉桂6g，熟附子6g，煅龙牡各15g，丹参20g，炙甘草6g等，水煎服。

10. 心胆虚怯

巢元方《诸病源候论·心痹候》："思虑烦多则损伤心，心虚故邪乘之。"心怯伤神，心虚胆怯，心神不宁，乏力健忘，治宜滋阴温阳，化痰涤饮，裴正学教授常用定心汤、温胆汤、归脾汤等。

【常用药物】山萸肉12g，元肉6g，生龙骨15g，生牡蛎

15g，酸枣仁 15g，柏子仁 15g，炙乳没各 3g，炙甘草 6g，半夏 6g，陈皮 6g，茯苓 12g，枳实 10g，胆南星 6g 等，水煎服。

11. 水气凌心

心悸眩晕，胸闷痞满，渴不饮水，小便短少，或下肢浮肿，形寒肢冷，伴恶心、欲吐。相当于西医心力衰竭，治宜振奋心阳，化气行水。裴正学教授常讲苓桂术甘汤、真武汤、生脉散是中医治疗心衰的三个核心方，另外还要特别记住"心衰四水补生参"。遇到心衰必须要加四个利水药：葫芦皮、车前子、大腹皮及汉防己，补为当归补血汤，生为生脉散，参即丹参。茯苓桂枝白术甘草汤证"心下逆满，气上冲胸，起则头眩，身为振振摇者"及真武汤证"心下悸，头眩，身瞤动，振振欲擗地者"，其实描述的都是心衰，故苓桂术甘汤合真武汤作为治疗心衰的首选方。

【常用药物】茯苓 12g，桂枝 10g，白术 12g，附子 6g，干姜 6g，甘草 6g，丹参 20g，葫芦皮 10g，车前子 10g，大腹皮 10g，汉防己 10g，当归 10g，黄芪 20g 等，水煎服。

第五章　裴正学教授治疗心血管病主要用方解析

裴正学教授博采众长，学富五车。尤对《伤寒论》《金匮要略》的造诣精深，治疗心血管疾病，胆大心细，高屋建瓴，知守善变。对心血管疾病采用"西医诊断，中医辨证"，治疗上"中药为主，西药为辅"，经方、时方、验方三方结合，并时常不忘中药的现代研究，许多疑难重症在他的妙手下每能出奇制胜，化险为夷。主要用方如下。

一、活血化瘀方

裴正学教授首推北京协作组的冠心Ⅱ号。

1. 冠心Ⅱ号

丹参 20g，赤芍 10g，川芎 6g，红花 6g，降香 10g。裴正学教授在此基础上常加汉三七 3g（研末冲服），水蛭 10g（研末冲服）。一派活血化瘀药组成，适用于所有心血管系统疾病，这是因为瘀血内阻是心血管系统疾病的基本病机。方中主药丹参善通血脉，入心包络散其瘀结，去滞生新，具化瘀通络宽胸之功，用量要大，一般 20 ~ 30g；辅以赤芍凉血散瘀，红花祛瘀生新，川芎活血祛风止痛，降香行气定痛。清轻向上之川芎与通下达上之降香相配行气，相辅相成；红花、赤芍、丹参色赤入心，活血化瘀力专；裴正学教授每方辄加水蛭，汉三七破血之大剂，药猛效著。裴正学教授谓："破瘀逐血之汉三七与水蛭合用，其对瘀血之证，功专力宏，处方时与他药配伍能达到"邪气尽去，瘀血可除，祛邪扶正"之功效"。诸药合用，共奏活血行气，通络止痛之功效。可谓用药如用兵，兵不在多，独选其能，药不贵繁，独取其效。

2. 血府逐瘀汤

桃仁 10g，红花 6g，当归 10g，生地 12g，川芎 6g，赤芍 10g，牛膝 15g，枳壳 10g，桔梗 20g，柴胡 10g，甘草 6g；本方证为瘀血内阻胸中，气机郁滞，瘀久化热所致。即王清任所称"胸中血府血瘀"之证。胸中为气之宗，血之聚，肝经循行之分野。胸中瘀血阻滞，气机不畅，清阳不升，故胸痛、头痛，痛如针刺而有定处；瘀血日久，则急躁易怒；血瘀日久化热，则内热烦闷，人暮潮热；热扰心神，则心悸失眠；瘀血阻滞，新血不生，肌肤失养，故唇暗或两目黯黑；舌质暗红，有瘀斑或瘀点，脉涩或弦紧，均为血瘀之证。治宜活血化瘀为主，兼以行气、凉血、清热。方中桃仁破血行滞而润燥，红花活血化瘀以止痛，共为君药。赤芍、川芎助君药活血化瘀；牛膝长于祛瘀通脉，引瘀血下行，共为臣药。当归养血活血，祛瘀生新；生地黄凉血清热除瘀热，与当归养血润燥，使祛瘀不伤正；枳壳疏畅胸中气滞；桔梗宣肺利气，与枳壳配伍，一升一降，开胸行气，使气行血行；柴胡疏肝理气，为佐药。甘草调和诸药，为使药。本方与活血祛瘀药、行气药、养血药合用，活血而又行气，祛瘀而又生新，可作为通治一切血瘀气滞的基础方。

3. 失笑散

五灵脂 10g，蒲黄 10g（包煎）。裴正学教授一般用于妇科、胃肠病治疗，但冠心病病人时常亦会联用。方中五灵脂苦咸甘温，入肝经血分，功擅通利血脉，散瘀止痛；蒲黄甘平，行血消瘀，炒用并能止血，二者相须为用，为化瘀散结止痛的常用组合。

裴正学教授除了上述常用方外，时常还用以下方进行加减。

（1）裴正学教授经验方桂川合剂：桂枝 10g，川芎 6g，葛根 10g，丹参 20g，党参 10g，麦冬 10g，五味子 6g，紫石英 15g，生龙骨 15g，生牡蛎 15g，灵磁石 15g，珍珠母 15g。在活血化瘀基础上加温阳补气、重镇安神药。

（2）三七、沉香、郁金、元胡、冰片（三七沉金片）。

（3）任应秋心痛方：三七、郁金、党参、肉桂、五灵脂、附片、制乳没。

（4）葛根、丹参、当归、赤芍、川芎、红花、元胡、冰片（葛根冠心片）。

（5）葛根、丹参、当归、川芎、红花、元胡、郁金、水蛭。

（6）瓜蒌、细辛、川椒、川芎、红花（冠心灵）。

（7）赤芍、丹参、红花、莪术、元胡、川芎。

（8）瓜蒌、薤白、半夏、桂枝、陈皮、枳实、元胡、丹参。

（9）元胡、细辛、檀香、荜茇、高良姜。

（10）颠倒木金散：木香、郁金两味药组成。若气血郁滞，心肺为闭，胸痛而满，舌色紫黯，脉沉而涩者，用此方行气开郁，活血止痛。方中木香治气，郁金治血，裴正学教授根据气血表现，调换木香与郁金的剂量大小，属气郁痛者，倍木香君之；属血郁痛者，倍郁金君之，虚者加人参。用此方合小柴胡汤治疗气病血病，胸痛连胁效果良好。

二、宽胸理气方

《金匮要略》的瓜蒌薤白白酒汤、瓜蒌薤白半夏汤、枳实薤白桂枝汤、人参汤、茯苓杏仁甘草汤、橘枳姜汤亦主之，薏苡附子汤、赤石脂乌头丸、桂枝生姜枳实汤。裴正学教授善用上述方加减变化治疗心血管疾病。

1. 瓜蒌薤白半夏汤

瓜蒌 10g，薤白 10g，半夏 6g。瓜蒌味甘性寒入肺，涤痰散结，开胸通痹；薤白辛温，通阳散结，化痰散寒，能散胸中凝滞之阴寒、化上焦结聚之痰浊、宣胸中阳气以宽胸，乃治疗胸痹之要药，共为君药。半夏燥湿化痰，降逆散结；配以瓜蒌、薤白豁痰通阳，理气宽胸。《金匮要略》"胸痹不得卧，是肺气上而不下也；心痛彻背，是心气塞而不和也，其痹为尤甚矣。所以然者，有痰饮以为之援也"。故于胸痹药中加半夏以逐痰饮。

2. 枳实薤白桂枝汤

枳实 10g，薤白 10g，桂枝 10g，厚朴 10g，瓜蒌 10g。清代黄元御《金匮悬解》："胸痹心中痞塞，浊气留结在胸，胸膈壅闷，胁下气逆上抢于心，是皆胆胃逆升，浊阴不降之故也。枳实薤白桂枝汤，枳实、薤白破壅塞而消痞结，瓜蒌、桂枝涤浊瘀而下冲气也。"方中重用枳实、厚朴，枳实善于降气开痞，除胸胁痰癖；厚朴气味厚而主降，温而专于散，苦而专于泄，下气除满，与枳实相伍，善能泻实满，消痰下气，为主药。配薤白辛温通阳，宽胸散结；瓜蒌涤痰散结，宽胸利膈。为治胸痹要药，共为辅药。佐以桂枝，既助薤白温通胸阳，又能温里而降冲气。

3. 人参汤

党参 10g，甘草 6g，干姜 6g，白术 12g；人参汤温中阳，散寒气。此治胸胃阳虚寒凝，独取中焦，以温阳散寒，候中焦阳气振奋，脾胃升降有序，气机通畅，胸中无形之邪自当云散，寒邪亦无滋生之地。胸胃痞满，用温补法，即所谓"塞因塞用"之法。

三、温阳化水方

1. 苓桂术甘汤

茯苓 12g，桂枝 10g，白术 12g，甘草 6g。方中茯苓作用有甘淡利水、养心安神、助肺之治节之令、补脾厚土，为主药；桂枝作用有温复心阳、下气降冲、通阳消阴，为主药；桂枝与茯苓相配，则温阳以制水阴，利水以复心阳。二者相得益彰，缺一不可。白术补脾，助茯苓制水，炙甘草温中，助桂枝扶心阳。药四味配伍精当，裴正学教授谓"大有千军万马之声势"，疗效惊人，治心力衰竭，可谓独树一帜。

2. 真武汤

茯苓 12g，白术 12g，甘草 6g，附子 6g，白芍 10g，生姜 6g。本方以附子为君药，本品辛甘性热，用之温肾助阳，以化气行水，兼暖脾土，以温运水湿。臣以茯苓利水渗湿，使水邪从小便去；白术健脾燥湿。佐以生姜之温散，既助附子温阳散寒，又合苓、术宣散水湿。白芍亦为佐药，其义有利小便以行水气，《本经》言其能"利小便"，《名医别录》亦谓之"去水气，利膀胱"；柔肝缓急以止腹痛；敛阴舒筋以解筋肉眴动；还可防止附子、生姜燥热伤阴，以利于久服缓治，诸药合用，有温阳利水之功。

3. 麻黄附子细辛汤

麻黄 10g，附子 6g，细辛 3g。取其振奋心阳之功。《伤寒论类方》："附子、细辛为少阴温经之药，夫人知之。用麻黄者，以其发热，则邪犹连太阳，未尽入阴，犹可引之外达。不用桂枝而用麻黄者，盖桂枝表里通用，亦能温里，故阴经诸药皆用之。麻黄则专于发表，今欲散少阴始入之邪，非麻黄不可，况已有附子以温少阴之经矣。"现代医学证实麻黄中主要含有麻黄碱，它能兴奋心脏传导系统，且较肾上腺素类药物作用持久且缓和，不易出现副作用。诸药合用达温阳、益气、化痰之效。若兼见胸前区疼痛，舌紫暗有瘀点者该方与冠心Ⅱ号合用；兼见失眠多梦、少气懒言、脉沉细无力者该方与归脾汤合用；兼见胸脘痞满、舌苔白厚者该方与苓桂术甘汤合用；兼见畏寒肢冷、胸腹胀满、浮肿少尿者该方与真武汤合用；兼见气短、多汗、口干者该方与生脉散合用。

四、安神方

传统中医认为"心者,五脏六腑之大主也,精神之所舍也"。"心者,君主之官,神明出焉"。对于神则说:"神,正气也。"而两者的关系是"心藏神"。神能够驭气控精,只有心神正常,调控心血的运行,才能使各脏腑机能调和,全身安泰。心神不宁可出现健忘、不寐、多寐、多梦、梦遗、梦游、郁证、汗证、脏躁、癫狂、痫病、痴呆、神昏、弄舌、笑证、神乱、中风、惊悸怔忡、厥证等。在心血管疾病中,心神不宁越来越成为影响治疗和预后的重要因素。裴正学教授常用方如下。

1. 归脾汤

党参 10g, 白术 12g, 炙甘草 6g, 茯苓 12g, 酸枣仁 15g, 龙眼肉 10g, 当归 10g, 黄芪 20g, 远志 10g, 木香 6g, 生姜 6 片, 大枣 7 枚。方中黄芪、人参、白术、甘草补心脾之气, 当归、龙眼肉补心脾之血; 茯神、远志宁心安神; 炒枣仁补肝安魂, 有治失眠之功; 用木香, 补而不滞, 通脾奉心, 以发挥诸药之疗效。诸药合用, 共奏其功。

2. 天王补心丹

生地 20g, 当归 10g, 玄参 10g, 麦冬 10g, 天冬 10g, 柏子仁 15g, 炒枣仁 15g, 五味子 3g, 茯苓 12g, 朱砂 2g, 远志 10g, 丹参 20g, 党参 10g。方中生地黄入心能养血, 入肾能滋阴, 故能滋阴养血, 壮水以制虚火, 为君药。天冬、麦冬滋阴清热; 酸枣仁、柏子仁养心安神, 当归补血润燥, 共助生地滋阴补血, 并养心安神, 俱为臣药。玄参滋阴降火; 茯苓、远志养心安神；党参补气以生血，并能安神益智；五味子之酸以敛心气，安心神；丹参清心活血，合补血药使补而不滞，则心血易生；朱砂镇心安神，以治其标，以上共为佐药。桔梗为舟楫，载药上行以使药力缓留于上部心经，为使药。以上皆为补心气，宁心安神而设。相互配伍，一补阴血不足之本，一治虚烦少寐之标，标本并图，阴血不虚，则所生诸症，乃可自愈。

3. 柴胡疏肝散

柴胡 10g，香附 6g，枳壳 10g，白芍 10g，郁金 12g，川芎 6g，陈皮 6g，甘草（炙）6g。方中以柴胡功善疏肝解郁，用以为君。香附理气疏肝而止痛，川芎活血行气以止痛，二药相合，助柴胡以解肝经之郁滞，并增行气活血止痛之效，共为臣药。陈皮、枳壳理气行滞，芍药、甘草养血柔肝，缓急止痛，均为佐药。甘草调和诸药，为使药。诸药相合，共奏疏肝理气、活血止痛之功。若见失眠多梦、疲乏无力、少气懒言、食欲不振者加黄芪 30g，远志 6g，炒枣仁 15g；兼见烦躁易怒、惊恐不安、失眠多梦者原方加生龙骨 15g，生牡蛎 15g，制乳没各 3g，炒枣仁 15g，柏子仁 15g，元肉 10g，山萸肉 10g；癔病引起者选用柴胡加龙骨牡蛎汤加味。

4. 逍遥散

丹皮 6g，山栀 10g，当归 12g，白芍 10g，柴胡 10g，茯苓 12g，白术 12g，炙甘草 6g，煨姜 6g，薄荷 6g（后下）。方中丹皮甘凉，清热凉血不滋腻；栀子苦寒，屈曲下行，通达三焦；白术、茯苓助土培本；芍药、当归补血滋木；薄荷、煨姜透达木郁；柴胡条达肝胆，升发火郁。诸药相合，木郁达之。裴正学教授用本方广泛，凡心烦起急、眠差、舌尖红、脉沉弦者，无论何病，本方施治疗效颇佳。

5. 温胆汤

陈皮 10g，半夏 6g，茯苓 12g，竹茹 3g，枳实 10g，甘草 6g，生姜 3 片，大枣 3 枚。方中半夏辛温，燥湿化痰，和胃止呕，为君药。臣以竹茹，取其甘而微寒，清热化痰，除烦止呕。半夏与竹茹相伍，一温一凉，化痰和胃，止呕除烦之功备；陈皮辛苦温，理气行滞，燥湿化痰；枳实辛苦微寒，降气导滞，消痰除痞。陈皮与枳实相合，亦为一温一凉，而理气化痰之力增。佐以茯苓，健脾渗湿，以堵生痰之源；煎加生姜、大枣调和脾胃，且生姜兼制半夏毒性。以甘草为使，调和诸药。诸药合用达理气化痰，和胃利胆之效。若痰浊偏盛，头目眩晕，胃中痞满，呕吐痰涎，每见各种"幻证"，舌苔厚腻，脉弦滑者，用此方加重半夏、竹茹，另加胆星、竹沥、海浮石等，清化痰热治之。若热邪偏盛，口苦较重，心烦而躁，小便黄赤，舌质绛苔黄，脉弦滑数，此方加山栀、黄连、黄芩、连翘、竹叶等，清心解热。若气机郁滞，心胸憋闷，胁肋胀满，嗳气不畅，叹息觉舒，舌红苔腻，脉沉弦，加柴胡、香附、郁金、佛手、橘叶等，舒肝解郁。如痰热结于肺中作痛，或咳痰胶黏，大便发干，舌红苔黄脉滑者，用小陷胸汤清热涤痰开结。

五、抗心律失常方

心律失常为心血管疾病中的常见症状，裴正学教授常谓心气不足，气滞血瘀是心律失常之根本，无论何种原因引起的心律失常均须从行气、理气、补气入手，通过扶正祛邪、理气活血、安神定志，以恢复心脏阴阳平衡、恢复心主血脉的功能，使心神安定，血活气顺，脉搏正常。同时，经方、时方、验方三者结合，加减进退，灵活应用至关重要。其中，炙甘草汤、麻黄附子细辛汤、苓桂术甘汤、真武汤、瓜蒌薤白半夏汤可做首选，活血化瘀则以冠心Ⅱ号、血府逐瘀汤配伍加减。此外生长于陇南地区之茶树根茎（又名茶树根），对各种缓慢性心律失常均有良好的疗效，可酌情使用。

1. 炙甘草汤

炙甘草 20g，桂枝 10g，生姜 6g，阿胶 10g（烊化），大枣 4 枚，党参 10g，麦冬 20g，生地 20g，麻子仁 10g，五味子 3g。方中重用炙甘草益心气，生地黄滋阴养血为君，《名医别录》谓"补五脏内伤不足，通血脉，益气力"。配伍人参、大枣补脾气，以资气血生化之源；阿胶、麦冬、麻仁滋心阴，养心血，充血脉，共为臣药。佐以桂枝、生姜辛行温通，温心阳，通血脉，诸厚味滋腻之品得姜、桂则滋而不腻。诸药合用，滋心阴，养心血，益心气，温心阳，以复脉定悸。

2. 生脉散

党参 10g，麦冬 20g，五味子 3g。方中党参甘温，益元气，补肺气，生津液，故为君药。麦冬甘寒养阴清热，润肺生津，故为臣药。党参、麦冬合用，则益气养阴之功益彰。五味子酸温，敛肺止汗，生津止渴，为佐药。三药合用，一补一润一敛，益气养阴，生津止渴，敛阴止汗，使气复津生，汗止阴存，气充脉复，故名"生脉"。现代医学研究：生脉散具有提高心肌耐缺氧的能力，改善微循环。

3. 转律汤（裴正学教授经验方）

大枣 4 枚，炒酸枣仁 15g，丹参 20g，北沙参 20g，党参 10g，琥珀末 3g（分冲），车前子 10g（包）。裴正学教授临床亦较多用之，编成口诀："大枣三珀车"，三者三参也，便于记忆。该方益气宁神，镇心安神，与前之治疗联合应用相得益彰。

4. 过早波动汤（裴正学教授经验方）

口诀"过早搏动补生生，枳壳桔梗加金铃"，补是补血汤（当归 10g，黄芪 30g）；生是生脉散、生地；金是金铃子散（元胡 10g，川楝子 20g）。补血汤方中重用黄芪，用意有二：一是滋阴补血固里不及，阳气外亡，故重用黄芪补气而专固肌表；一是有形之血生于无形之气，故用黄芪大补脾肺之气，以资化源，使气旺血生。配以少量当归养血和营，则浮阳秘敛，阳生阴长，气旺血生，虚热自退。用本方补气养血，扶正托毒，有利于生肌收口。金铃子散方中金铃子（即川楝子）味苦性寒，善入肝经，疏肝气，泻肝火，为君药。元胡辛苦而温，行气活血，长于止痛，为臣药。共用疏肝清热、活血止痛。裴正学教授把上方联用，用于治疗过早搏动，疗效较好。若腹胀加大腹皮、木香、半夏、陈皮、白术；头晕加龙牡及钩藤；失眠加酸枣仁、石菖蒲、远志等。

裴正学教授之经验，诸方中可加麦冬、丹参、苦参、生地、炙甘草五味药，且应大剂用之，量在 20 ~ 40g，对于心律失常可收到比较满意的疗效，裴正学教授总结为"整律五药"。

第六章 裴正学教授治疗心血管病验案举例

例1:女,39岁。2015年6月6日就诊于裴正学教授门诊。诉心悸,气短1年多,精神疲惫,乏力,自汗,每当劳累之后,症状加重,面色淡白,舌质淡,脉虚。Bp 85/58mmHg。

【西医诊断】低血压。

【中医辨证】心气虚证。

【治则】补气养心。

【方药】保元汤、定心丸及生脉散化裁。

党参10g,黄芪20g,桂枝10g,白术12g,山萸肉12g,山药10g,甘草6g,麦冬10g,五味子3g,茯苓12g,炒枣仁15,柏子仁10g,生龙骨15g,生牡蛎15g。水煎服,一日1剂。

2015年7月6日二诊,患者述,服上药15剂后心悸、气短、乏力好转,干活有了精神,在当地自取服之15剂,诸症好转,不觉疲乏,但近日睡眠欠佳。裴正学教授在原方基础上给以归脾汤加减。

按:心气虚,鼓动无力,故见心悸;气虚机能活动衰退,故神疲,气短,卫外不固则自汗,劳则耗气,故劳累后诸症加重，气虚运血无力，气血不充，故面色淡白，舌淡、脉虚。方中参芪补益心气；五味子、山萸肉收敛心气，防止心气耗损；山药益气养阴；龙牡安神镇静；二仁养心安神。诸药合用共达补气、养心、安神之效。

例2：女，58岁，2014年3月29日就诊于裴正学教授门诊。主要症状：胸闷、气短，左胸前区疼痛2周，睡眠差，舌边紫，苔薄白，脉细。Bp 130/90mmHg，心电图示：ST-T改变。

【西医诊断】①冠心病；②植物神经功能紊乱。

【中医辨证】胸痹，气滞血瘀证。

【治则】活血化瘀，宽胸理气。

【方药】瓜蒌薤白半夏汤、冠心Ⅱ号及酸枣仁汤组合加减。

瓜蒌10g，半夏6g，薤白10g，赤芍10g，川芎6g，红花6g，降香10g，丹参20g，汉三七3g（冲），水蛭10g（冲），酸枣仁15g，柏子仁15g，茯神12g，知母20g，甘草6g，合欢皮20g，夜交藤20g。水煎服，一日1剂。

2014年4月10日，二诊，患者述左胸前区疼痛大减，胸闷、气短、睡眠好转，在前方基础上加天王补心丹加减：瓜蒌10g，半夏6g，薤白10g，赤芍10g，川芎6g，红花6g，降香10g，丹参20g，汉三七3g（冲），水蛭10g（冲），生地12g，当归10g，麦冬10g，天冬10g，酸枣仁15g，柏子仁15g，远志10g，茯神12g，桔梗20g，玄参10g，党参10g，五味子3g。水煎服，三日两剂。

按：本患者以胸闷、气短、左胸前区疼痛为主诉就诊，符合中医"胸痹"之诊断，故选用《金匮要略》中瓜蒌薤白半夏汤加冠心Ⅱ号及酸枣仁汤化裁。其中瓜蒌、薤白、半夏开胸中痰结，利气宽胸；冠心Ⅱ号补养心气，活血化瘀；汉三七祛瘀生新，活血止血；水蛭10g乃破血逐瘀之品，具有明显的抗凝作用；酸枣仁汤养阴除烦、养心安神。诸药合用，药证相合而奏效。

例3：女，40岁，2017年3月20日就诊于裴正学教授门诊。主诉胸闷、心慌、乏力、寐差、后背疼痛。舌淡，苔薄白，脉沉细。Bp　90/50mmHg。

【西医诊断】①冠状动脉供血不足（低血压）；②胆囊炎。

【中医辨证】心脾两虚。

【治则】益气活血，健脾养心。

【方药】归脾汤、冠心Ⅱ号及生脉散组合加减。

黄芪20g，党参10g，白术12g，当归10g，甘草6g，茯神12g，赤芍10g，川芎10g，红花6g，降香10g，丹参20g，远志10g，酸枣仁15g，木香6g，龙眼肉10g，大枣4枚。水煎服，一日1剂。

2017年4月6日二诊，服上药半月后胸闷，心慌，乏力，寐差大好，后背疼痛缓解。裴正学教授用胆胰合证方、冠心Ⅱ号加减。

按：脾虚则化源不足，气血衰少，血虚则无以养心，心血不足，心神失养。"气为血帅，血为气母"，"气行则血行，气滞则血瘀"。归脾汤及生脉散补益元气，滋阴养血，理气醒脾；冠心Ⅱ号活血化瘀，诸药合用，药到病除。

例4：男，67岁。于2017年5月5日就诊于裴正学教授门诊，当时测血压为 150/90mmHg，患者自诉全身无力、疲乏，伴有心前区疼痛，胸闷、气短，偶有头痛，心电图示：ST-T 改变，诊见苔白腻，舌质胖嫩，脉滑数。

【西医诊断】高血压，动脉硬化，冠心病。

【中医辨证】胸痹，痰湿中阻证。

【治则】健脾化湿，活血化瘀。

【方药】瓜蒌薤白半夏汤和冠心Ⅱ号组合加减。

瓜蒌 10g，半夏 6g，薤白 10g，赤芍 10g，川芎 10g，红花 6g，降香 6g，丹参 20g，汉三七 3g（冲），水蛭 10g（冲），桂枝 10g，附子 6g，肉苁蓉 20g，麦冬 10g，五味子 3g，生地 12g，吴茱萸 6g，石斛 10g，石菖蒲 10g，白芷 10g，地龙 6g。水煎服，一日 1 剂，连服 15 剂。

5 月 29 日二诊：患者诉胸闷、气短已无，心前区疼痛减轻，精神亦较前好转。现觉失眠、多梦、大便干，在前方的基础上以"裴氏酸枣仁汤"和桃仁承气汤加减治疗。

【处方】赤芍 10g，川芎 10g，红花 6g，降香 6g，丹参 20g，汉三七 3g（冲），水蛭 10g（冲），桃仁 10g，冬瓜子 10g，芒硝 10g（冲化），枳实 10g（打碎），厚朴 10g，大黄 10g（后下），丹皮 6g，白芷 10g，细辛 3g，羌活 10g，独活 10g，防风 12g，酸枣仁 15g，茯神 12g，知母 20g，柏子仁 15g，远志 10g，夜交藤 30g，合欢皮 30g。水煎服，三日两剂，共 10 剂。

6 月 16 日三诊：患者诉失眠及大便干均好转，仅觉胃部不舒，故去"裴氏酸枣仁汤"和桃仁承气汤，加入木香 10g，草豆蔻 10g，香附 6g，山栀子 10g，苍术 10g，神曲 10g，生龙骨

15g，生牡蛎 15g，乌贼骨 15g，枳实 10g（打），青皮 6g，陈皮 6g，沉香 3g，檀香 6g。水煎服，每日一剂，共 10 剂。服后诸症均减轻，脉律齐。3 月后随访患者，病情未再反复。

按：心主血脉，脾主运化，脾阳不足，致阴邪上乘，痰瘀交阻，气血运行不畅，心脉不通，而为胸痹，故患者心前区疼痛。肺主气，司呼吸，全身血液的运行有赖于肺的呼吸之气，若肺气虚，无力运行血液，可导致心脉瘀滞，气血水液聚湿成痰。苔白腻，舌质胖嫩，脉滑数，均属痰湿中阻证，治以健脾化湿，活血化瘀，宽胸理气。宽胸理气是治疗此病的主要大法，《金匮要略》的瓜蒌薤白半夏汤是最主要的方剂，因患者偶有头痛，故加白芷、地龙以祛风通络。二诊患者失眠、大便干，治当养血安神，逐瘀泻热，故加"裴氏酸枣仁汤"和桃仁承气汤加减运用。三诊患者仅有胃部不舒，裴正学教授谓心病及胃也，冠心病之早期心胃难分，胃部不舒可致心病，心部不舒亦可连及胃，故予以健脾和胃理气之药以善其后。

例 5：男，51 岁。因"头晕 2 年，伴胸闷气短半月余"于 2017 年 4 月 3 日前来就诊，测血压 150/100mmHg，患者腹部 B 超提示：胆囊结石。证见：患者神清，精神尚可，头晕健忘，胸闷气短、心悸乏力，偶有胸痛，舌淡，苔薄白，脉细弱。

【西医诊断】①高血压，脑动脉硬化，冠心病;②胆囊结石。

【中医辨证】眩晕，心脾气虚证。

【治则】健脾益气，养心安神。

【方药】瓜蒌薤白半夏汤、冠心Ⅱ号及苦丁茶合剂化裁。

瓜蒌 10g，半夏 6g，薤白 10g，赤芍 10g，川芎 10g，红花 6g，降香 6g，丹参 20g，汉三七 3g（冲），水蛭 10g（冲），钩藤 20g，代赭石 15g，石菖蒲 10g，黄芪 30g，远志 10g，甘草 6g，苦丁茶 10g，干荷叶 10g，桑寄生 10g。水煎服，每日一剂，共 15 剂。

2017 年 4 月 17 日二诊：服用前方后患者头晕、胸闷气短均较前好转，血压 130/90mmHg，自觉口眼干、牙龈出血，诊见舌红少苔脉滑数，遂在前方的基础上去黄芪、远志、石菖蒲、代赭石、苦丁茶、干荷叶等药，加马兜铃 10g，北沙参 15g，玉竹 10g，石斛 10g，桑叶 10g，白扁豆 30g，露蜂房 6g，继服 15 剂。

2017 年 5 月 5 日三诊：患者上述症状明显减轻，牙龈出血已无，偶有双膝酸软，余无明显不适，BP：130/80mmHg。故在原方的基础上予以苓桂术甘汤加味治疗，瓜蒌 10g，半夏 6g，薤白 10g，赤芍 10g，川芎 10g，红花 6g，降香 6g，丹参 20g，汉三七 3g（冲），水蛭 10g（冲），茯苓 12g，桂枝 10g，白术 10g，甘草 6g，附子 6g，白芍 15g，党参 10g，麦冬 10g，五味子 3g，干姜 6g。水煎服，每日一剂，连服半月。此后患者以此方为主加减治疗，如小便不利，加龙胆泻肝汤；纳呆加鸡内金、山楂、麦芽等；腹胀加莱菔子；心悸甚则加生龙骨、生牡蛎；夜寐差加桑椹、夜交藤；呕恶者加藿香、佩兰。后随访患者，病情渐渐好转，未再反复。

按：此例患者中医属心脾气虚证，初诊予瓜蒌薤白半夏汤合冠心Ⅱ号加味治疗以健脾益气，养血安神，因其头晕甚，加钩藤 20g、车前子 15g 以祛风胜湿。二诊患者口眼干、牙龈出血、舌红少苔等一派阴虚征象,清代叶天士《临证指南医案》谓"阳明燥土,得阴自安",予以柔润甘药,用甘寒生津之品,故加叶氏养胃汤以健脾和胃滋阴。三诊患者诸症大减,偶有双膝酸软,古人云"病痰饮者,当以温药和之,苓桂术甘汤主之"。纵观全方,以健脾益气,活血化瘀为主,全方温补兼施,标本兼治,化瘀而不伤正。

例 6:女,40 岁。2017 年 10 月 20 日就诊裴正学教授门诊。患者诉失眠多梦半年,伴头晕耳鸣,心悸,腰膝酸软,潮热盗汗,五心烦热,舌红少苔,脉细数。Bp:110/70mmHg。

【西医诊断】植物神经功能紊乱。

【中医辨证】心肾不交证。

【治则】滋阴清火,养心安神。

【方药】天王补心丹加减。

当归 10g,生地黄 12g,党参 10g,茯苓 12g,玄参 10g,丹参 20g,桔梗 20g,远志 10g,五味子 3g,麦冬 10g,天冬 10g,柏子仁 15g,酸枣仁 15g。水煎服,一日 1 剂。

2017 年 11 月 8 日二诊,自述服药半月,诸症好转,裴正学教授效不更方,原方继服 15 剂以善后。

按:心肾阴虚,虚阳偏亢,上扰心神,故心烦心悸,失眠多梦;肾阴亏虚,骨髓不充,脑髓失养,则头晕耳鸣;腰膝失养,故腰膝酸软;虚火内炽,故五心烦热,潮热盗汗;舌红少苔、脉细数均为阴虚内热之证。天王补心滋水养阴降虚火、养心安神,交通心肾。

例7:女，51岁。气短10余年，加重5d，伴心悸，胸闷，乏力，动则更甚，生活不能自理，于1996年10月10日就诊。查体：患者呈二尖瓣面容，端坐呼吸，脉搏82次/min，心脏叩诊心界向左增大，听诊心音强弱不等，心率90次/min，节律不齐，心尖区可闻及收缩期Ⅲ级粗糙的吹风样杂音，双下肢轻度浮肿，舌胖大、苔薄白，脉结代。

【西医诊断】①风湿性心脏病（二尖瓣关闭不全）；②心力衰竭；③心房颤动。

【中医辨证】痰浊内阻。

【治则】健脾化湿，温阳利湿。

【方药】苓桂术甘汤合真武汤加味。

茯苓15g，桂枝12g，白术10g，甘草30g，附子6g，干姜6g，白芍10g，生地20g，丹参20g，苦参20g。水煎服，一日1剂。

服10余剂后气短及端坐呼吸减轻，但仍心悸，胸闷，脉搏74次/min，心率84次/min，节律不齐，舌淡、苔薄白、脉结代，故上方去附子、白芍，加阿胶10g，大枣4枚、党参10g，麦冬20g，麻子仁10g。又继服15剂，患者症状好转。后又以苓桂术甘汤为主加减服用20余剂，诸症消失，生活能完全自理。查脉搏72次/min，心率73次/min，心律较前整齐。

按：裴正学教授认为苓桂术甘汤是心力衰竭的基础方，在剂量上茯苓大于桂枝，桂枝大于白术，白术大于甘草。方中茯苓健脾化湿为主；桂枝温阳化气为辅；白术健脾益气是为兼治；甘草调和诸药而为引和。在临床应用时又随证进退，灵活加减。咳喘痰涎而胸痛者，与麻杏石甘汤合用；胸痛彻背，舌有瘀斑，脉弦涩者与瓜蒌薤白半夏汤、冠心Ⅱ号合用；头晕，心悸，舌红少苔，脉细数而结代者，与炙甘草汤合用，此方中炙甘草、生地、麦冬、苦参的用量以20~30g为宜；颈静脉怒张，下肢浮肿，胸闷咳喘，端坐呼吸，舌胖大苔白，脉滑者为阳虚水泛，用苓桂术甘汤、真武汤、生脉散合方；仅有"动则气喘"为肾不纳气，可与麦味地黄汤合用；兼有乏力、纳差、失眠、多梦，为心脾两虚，与归脾汤合用。

例8：男，62岁，1990年10月26日初诊。主诉胸痛、心悸8年，加重半月。半月前始觉胸痛胸闷不适，继而心悸，稍有响动则易惊醒，头晕，疲乏，心烦多梦，纳差，舌红苔薄黄有瘀点，脉细数而结代。查体：脉搏100次/min，血压120/75mmHg。心脏听诊：心音有力，心率102次/min，心律不齐，心音强弱不等，每分钟可闻及6~10个早搏，心前区未闻及病理性杂音。心电图示：①心肌供血不足；②频发性多源性早搏。

【西医诊断】①冠心病；②心律失常（频发性多源性早搏）。

【中医辨证】气阴两虚，瘀血内阻。

【治则】益气养阴，活血化瘀。

【方药】炙甘草汤、桂川合剂加减。

生地20g，麦冬20g，丹参20g，苦参20g，炙甘草10g，桂枝10g，阿胶（烊化）10g，党参10g，麻子仁10g，瓜蒌10g，薤白10g，葛根10g，生姜10g，半夏10g，红花6g，川芎10g，五味子6g。水煎分服，每日1剂。二诊：服上方20

剂后胸痛消失，仍感心悸，但较前为轻，有时疲乏、胃脘不适，舌红苔薄黄，脉细数。上方去川芎 6g，红花 6g，加砂仁 6g，檀香 6g，白术 10g，茯苓 12g。继服 20 剂后诸症消失，复查心率 86 次 /min，每分钟仅可闻及 1 ~ 2 个早搏，心电图示：偶发性房早。

　　按：裴正学教授认为，快速性心律失常中医辨证多属气阴两虚，瘀血内阻、瘀久化热、热扰心神所致。气阴两虚为本，瘀血内阻、瘀久化热、热扰心神为标。治宜标本兼治，以益气养阴为主，兼以活血清热。临床主用炙甘草汤加减。兼见胸前区憋闷不适，舌紫暗有瘀斑、脉沉细者，上方合冠心 II 号（丹参、赤芍、川芎、红花、绛香）。还可使用裴正学教授之经验方桂川合剂：桂枝 10g，葛根 10g，党参 10g，麦冬 10g，川芎 10g，五味子 10g，甘草 6g，丹参 20g，生龙骨 15g，生牡蛎 15g，珍珠母 15g。

第七章 古今各家学说例举

　　《灵枢·五邪》云："邪在心，则病心痛。"《灵枢·厥病》云："痛如以锥针刺其心……腹胀、胸满、心尤痛……色苍苍如死状。"《灵枢·厥病》云："真心痛、手足青至节、心痛甚、旦发夕死、夕发旦死。"《素问·标本病传论》称："心病先心痛。"《素问·脏气法时论》亦说"心病者，胸中痛，胁支满，胁下痛，膺背肩胛间痛，两臂内痛"。《素问·痹论》云："脉痹不已，复感于邪，内舍于心"，"心痹者，脉不通，烦则心下鼓。"《素问·举痛论》云："惊则心无所倚，神无所归，虑无所定，故气乱矣。"《素问·脉要精微论》曰："代则气衰，细则气少，涩则心痛。"《素问·水热穴论》："水病下为胕肿大腹，上为喘呼，不得卧者，标本俱病。"《素问·逆调论》："夫不得卧，卧则喘者，是水气之客也。"这是最早描述心血管疾病方面的内容。

　　《金匮要略》和《伤寒论》首次提出"胸痹""心动悸""心下悸""心中悸"等的名称，并进行了专门的描述。"胸痹之为病，短气、喘息、咳唾、胸背痛，瓜蒌薤白白酒汤主之""胸痹不得卧，胸痛彻背，瓜蒌薤白半夏汤主之""胸中痞气，气结在胸，胸满，胁下逆而抢心者，枳实薤白桂枝汤主之，人参汤亦主之""胸痹，心中气塞而短气者，茯苓杏仁甘草汤主之，橘枳姜汤亦主之""胸痹缓急者，薏苡附子汤主之""胸中痞诸逆，心悬痛赤石脂乌头丸主之""心痛彻背，背痛彻心，乌头赤石脂丸主之""心中痛，诸逆心悬痛，桂枝生姜枳实汤主之""伤寒脉结代、心动悸，炙甘草汤主之""血痹，肢体麻木不仁，手足寒冷，脉细而迟者，当归四逆汤主之""心水者，共身重而少气，不得卧，烦而躁，其人阴肿""心下坚大如盘，边如旋盘，水饮所作""心下逆满，气上冲胸，起则头眩，脉沉紧，发汗则动经，身为振振摇者茯苓桂枝白术甘草汤主之"。

《千金方》云："胸痹之痛，令人心中坚满痞，急痛，肌中苦痹，绞急如刺，不得俯仰。"《千金要方·心藏脉论》云："阳气外出，阴气内伤，伤则寒，寒则虚，虚则惊，掣则悸，定心汤主之。"

《太平圣惠方》"治心痹诸方"谓："夫思虑烦多则伤心，心虚故邪乘之，邪积不去，则时害饮食，心中幅如满，蕴蕴而痛，是谓之心痹。"。

《小儿药证直诀》："心主惊……虚则卧而悸动不安"。因心为人身之所主，心主所养者血，心血一虚则神气失守，神去则舍空，舍空则停痰，痰居心位，故悸动不安。

《济生方》："脉痹之为病，应乎心，其状血脉不流，令人痿黄，心下鼓气，卒然逆喘不通，嗌干善噫。""宁其心以壮胆气。""夫怔忡者，此心血之不足也。……又有冒风寒暑湿、闭塞诸经，令人怔忡。五饮停蓄，堙塞中脘，亦令怔忡。"

《医学正传》曰："怔忡者，心中惕惕然动摇而不得安静，无时而作者是也；惊悸者，蓦然而跳跃惊动，而有欲厥之状，有时而作者是也。"

《丹溪心法》："大凡心痛之病，须分新久，若明知身受寒气，口吃寒物而得病者，于初得之时，当与温散或温利之药""人之所主者心，心之所养者血，心血一虚，神气不宁，此惊悸之所肇端。"

《医学入门》"在脉则血滞，六脉涩而紫，面无色，应乎心，其证心烦上气，嗌干善噫""提到真心痛，一旦而死"。

《景岳全书·怔忡惊恐》说："在上则浮撼于胸臆，在下则振动于脐部。虚微动示微，虚甚动亦甚……凡患此者速宜节欲节劳，切戒酒色。凡治此者速宜养气养精，滋培根本。"

《石室秘录》："怔忡之证，扰扰不宁，心神恍惚，惊悸不已，此肝肾之虚而心气之弱也。"

《证治汇补》云："有停饮水气乘心者，则心中漉漉有声，虚气流动，水气上乘心火恶之，故筑筑跳动，使人有怏怏之状。"

《医林改错·血府逐瘀汤》："心跳心忙，用归脾、安神等方无效，可用此方。"

后世医家对心血管病的描述不胜枚举。

治疗方面常有《伤寒论》炙甘草汤；《金匮要略》中瓜蒌薤白白酒汤、瓜蒌薤白半夏汤、枳实薤白桂枝汤；《肘后方》"虚烦不得眠，胸中疼痛，懊恼，黄连阿胶汤"；《千金方》中温胆汤；《太平惠民和济局方》中失笑散（生蒲黄、五灵脂）；《时方歌括》中丹参饮；《医林改错》中血府逐瘀汤、归脾安神方、补阳还五汤；《中衷参西录》中定心汤，北京地区协作组的冠心Ⅱ号等等，至今仍为临床治疗各种心血管疾病常用有效方剂，均为治疗心血管病开辟了广阔的前景。

第八章　脑血管疾病

第一节　脑血管疾病的解剖生理及病理

脑血管病泛指脑部血管的各种疾病，包括脑动脉粥样硬化、血栓形成、狭窄、闭塞、脑动脉炎、脑动脉损伤、脑动脉瘤、颅内血管畸形、脑动静脉瘘等，其共同特点是引起脑组织的缺血或出血性意外，导致患者残废或死亡，发病率占神经系统总住院病例的 1/4 ～ 1/2。

脑的动脉：脑的动脉主要来自颈内动脉和椎动脉。前者供应大脑半球的前 2/3 和部分间脑，后者供应脑干、小脑、间脑后部和大脑半球的后 1/3。

脑动脉的分支有两类：①皮质支，分布于大脑皮质和髓质浅层。②中央支，供应髓质的深部、基底核、内囊和间脑等。颈内动脉起自颈总动脉，经颈动脉管入颅，向前穿海绵窦至视交叉外侧。主要分支有：①眼动脉，发自颈内动脉，经视神经管入眶。②后交通动脉，向后行，与大脑后动脉吻合。③脉络膜前动脉，向后内行，进入侧脑室脉络丛。④大脑前动脉，在视神经上方向前进入大脑纵裂与对侧同名动脉借前交通支相连，沿胼胝体沟向后行。主要供应顶枕沟以前的大脑半球内侧面和上外侧面的上部及部分间脑。⑤大脑中动脉，是颈内动脉的延续，沿外侧沟向后上行走，沿途发出的分支有豆纹动脉（分布于纹状体和内囊）、额顶升动脉（分布于额叶和顶叶前部）、顶后动脉（分布于顶叶外侧面）、角回动脉（分布于角回及其邻区）和颞后动脉（分布于颞叶后部）。

椎动脉起自锁骨下动脉，向上穿行上六位颈椎横突孔，经枕骨大孔入颅腔，在脑桥、延髓交界处左、右椎动脉合并成一条基底动脉。基底动脉的分支有：①脑桥动脉，为十余条细支，分布于脑桥。②小脑下后动脉，分布于小脑下面后部。③小脑上动脉，分布于小脑上面。④大脑后动脉，基底动脉的终支沿脑桥基底沟上行，至脑桥上缘分为左、右大脑后动脉。由大脑后动脉发出后交通动脉与颈内动脉吻合。大脑后动脉主要分布于大脑枕叶和颞叶下面。还发出脉络膜后动脉进入侧脑室及第三脑室脉络丛。

大脑动脉环（willis环、脑底动脉环）位于脑底、蝶鞍上方。由前交通动脉、两侧大脑前动脉、颈内动脉的终支、后交通动脉和大脑后动脉吻合而成，围绕在视交叉、灰结节和乳头体周围，是一种代偿的潜在装置。其中，前交通动脉为沟通左、右颈内动脉的血管，后交通动脉则为沟通颈内动脉和椎动脉的血管。当动脉环的某一处发育不良或阻断时，可在一定程度上通过大脑动脉环使血液重新分配和代偿，以维持脑的血液供应。

脑膜中动脉由颈外动脉的上颌动脉发出，穿棘孔至颅中窝，在颞鳞部内面的脑膜中动脉沟内向前外行分为前、后两支。前支较大，向前经翼点内面向后上行，分布于硬脑膜。后支较小，在颞鳞内面后行，分布于硬脑膜后部。

脑的静脉壁薄，无瓣膜，不与动脉伴行，可分浅、深两组：大脑浅静脉收集大脑皮质的血液，汇入邻近的硬脑膜窦，主要属支有：①大脑上静脉，收集大脑半球内侧面上部和外侧面上部的静脉血，行向大脑纵裂，注入上矢状窦。②大脑中静脉，收集大脑外侧沟附近的静脉血，注入海绵窦。③大脑后静脉，收集大脑下面的静脉血，注入横窦或岩上窦。

大脑深静脉引流大脑半球深部的静脉血，主要属支有：①大脑内静脉，收集大脑半球深部、间脑、脉络丛和基底核的静脉血，在室间孔后方会合而成。左右大脑内静脉在第三脑室顶并列后行至松果体上方合并成大脑大静脉。②基底静脉，起自前穿支，左右各一，行向后上，注入大脑大静脉。③大脑大静脉，是短粗的静脉干，由左右大脑内静脉合成，向后注入直窦。

病理生理：脑组织具有高灌注、高耗氧和保持血流稳定的特点，同时大脑组织又易损伤、氧储备极低、对血液和氧气的需求量极高。脑组织的血供完全中断 6s，即可出现意识丧失，10s 自发脑电活动消失，5min 最易损伤特定神经元，出现不可逆性损伤，10 ~ 20min 大脑皮质出现广泛性的选择性神经元坏死；脑组织的血流量分布不均，大脑皮质内血流量最丰富，灰质血流量高于白质，其次为基底核和小脑皮质。

脑动脉闭塞致供血区缺血，超过一定时限后就发生脑梗死，脑梗死病灶系由其缺血中心区及其周围的缺血半暗带组成；缺血半暗带神经功能短期内尚存活，处于可逆状态，但只能存在 3～6h，称为时间窗；治疗目的是挽救半暗带内的脑细胞。

第二节　脑血管疾病的诊断及治疗

一、临床诊断

1. 详细询问病史

发病情况、症状出现次序、既往病史、存在脑血管病危险因素（家族史、烟酒嗜好、肥胖、避孕药等）。

2. 体格检查

发现阳性神经系统体征。

3. 初步判断

①有无脑部病变。②病变的病理性质（出血、梗死、混合性病变）。③病变的部位（大脑、小脑、脑干、弥漫、局限）。④涉及的脑血管（颈部、颅内、颈动脉系、椎动脉系，ICA、MCA、ACA、PCA 等）。⑤可能的病因（高血压、心源性、先天性、代谢病、脑损伤等）。

4. 电生理检查

脑电图、脑电地形图可记录缺血性脑病患者头皮上的电位变化；体感和脑干诱发电位有助于诊断。

5.脑脊液检查

对 CT 阴性的 SAH（蛛网膜下腔出血）有确诊意义。

6.眼底检查

①眼底动脉（视网膜中央动脉）可作为观察颈内动脉病变的一个窗口。②蛛网膜下腔出血时，眼底可见玻璃体膜下片状出血，1～2周后仍可见出血迹象。③视网膜动脉的神经纤维层呈松散的棉花样，是反映颈内动脉供血障碍的间接证据。④脑栓塞性病变时，视网膜血管内可发现乳白色发亮的栓子，表明有来自颈动脉的粥样硬化斑块。⑤长期患高血压病的患者眼底病变较轻者表明该侧可能有颈内动脉的闭塞或部分狭窄。

7.特殊检查

①颅脑 CT 为首选，可快速鉴别脑出血和缺血性脑血管病（发病 6h 后可见低密度灶，但中线结构移位不多见）。② MRI（磁共振成像）。a.对早期脑缺血性卒中较 CT 敏感，对颅后窝小脑和脑干的梗死灶更具优越性；b.对早期脑出血不如 CT 敏感，对亚急性出血较易识别；c.一般建议对蛛网膜下腔出血和急性脑出血多用 CT 诊断，对脑缺血性卒中（脑梗死）多用 MRI。③正电子发射断层扫描（PET）能检测脑病变部位的血流量、代谢和其他生理学指标，从而判断缺血性病变是否可逆、有无其他特殊信息可供治疗选择的参考、监测判断治疗效果并与病程中复杂异常表现相联系。④单光子发射计算机断层（SPECT）可了解脑的血流灌注、代谢、神经受体等功能变化，

为早期诊断各类脑血管疾病、观察治疗效果提供有力的帮助。⑤多普勒了解血管内血流的速度、方向、血压的高低和血管管径的大小，并结合频谱分析、血流阻力、脉动指数、压迫试验、药物试验等多种方法诊断各种脑血管疾病、鉴定治疗效果、筛选治疗药物、研究脑血液流变学等等。⑥脑血管造影是观察脑部血管最直接的方法，能了解血管的形态、分布、粗细、移位、闭塞、狭窄等。⑦磁共振血管造影（MRA）不适用于装有起搏器或颅内有金属异物者。

二、治疗

（一）内科治疗

1. 适用于全部的处理原则

（1）非手术治疗为主者，和需手术处理者的术前、术中及术后，甚至终生都需要系统的非手术治疗。

（2）治疗的目的是为受损的脑组织提供正常的或有足够营养的血液，维持脑的正常功能和活力，并加快脑代谢。

（3）充分考虑并尽量发挥脑组织的自动调节机制和丰富的侧支循环。

（4）消除危险因素和病因。

（5）绝对卧床休息，监测生命体征和神经体征，避免精神和心理上的压抑和刺激。

（6）发病初期无需常规使用抗生素，估计患者昏迷时间较长并已做气管切开者可推荐使用。

（7）加强护理，预防各种并发症，包括吸入性和坠积性肺炎、尿路感染、皮肤压疮和下肢静脉血栓形成等。

2. 适用于颅内出血者

（1）控制血压

原来有高血压者降血压需适度，以舒张压维持在 95mmHg 左右为宜，以静脉给予降压药为宜。

（2）给予止血剂

如酚磺乙胺、氨基苯酸和 6– 氨基己酸等。

（3）保持呼吸通畅

昏迷较长的患者应行气管切开。

3. 适用于蛛网膜下腔出血者

（1）清除出血

有化学清除（Elliot 溶液）和术中冲洗两种方法，以后者为好。

（2）治疗管腔狭窄

解除血管痉挛：常用方法有动脉内缓慢注射 0.3% 的罂粟碱溶液、尼莫通溶液和"3H"治疗（高血压、高血容量和血液稀释）。

（3）防止脑梗死

在患者血压、糖尿病控制的前提下，可应用激素稳定溶酶体和细胞膜；钙通道阻滞剂能阻止细胞内钙超载，巴比妥盐可缩小梗死面积。

4. 适用脑缺血性卒中者

（1）治疗 TIA，最多见的原因为心脏的栓子脱落，应早期进行抗凝治疗，口服华法林，治疗维持量至少半年，多数可使 TIA 停发或少发，再继以阿司匹林治疗。

（2）控制高血压。

（3）治疗血液成分异常，如高血糖和高血脂等。

（二）外科治疗

1. 脑缺血性卒中

（1）颈外动脉狭窄可选做的手术有：

①颈动脉血栓内膜剥离术（CEA）。②血管成形术，或自体大隐静脉搭桥，或人造血管移植术。③颈部动脉旁路术仅适用于颅外动脉完全闭塞者。④ Fogarty 导管法为替代上述动脉旁路手术不能使用的备选方。

（2）颅内动脉的栓塞狭窄闭塞可选用的手术

①颅外 - 颅内动脉吻合术常用的有颞浅动脉和大脑中动脉（STA–MCA）吻合术，枕动脉 - 小脑后下动脉（OA–PICA）吻合术。②（带蒂或游离）大网膜颅内移植术（IOT），适用于颈外动脉已结扎或闭塞者，或颅内动脉过于细小而不适合做动脉吻合者。③颞肌脑贴附术适用于大网膜颅内移植不可能者。④颅内动脉血栓摘除术，适用于颅内颈内动脉或 MCA 主干栓塞的病例，发病时间 <24h 者。

2. 出血性脑卒中

（1）颅血肿清除术可分为颅骨瓣开颅或去颅骨开颅，手术结束时颅压偏高者应去骨瓣减压，出血破入脑室者应于脑室内留置导管做持续引流，或间歇向脑室内注入重组链激酶以促进血块的溶化。

（2）单纯颅骨钻孔、穿刺血肿引流仅限于紧急情况下作为争取更多缓解时间，以便进一步为开颅手术作准备。

（3）立体定向脑血肿碎吸术可行内镜下血肿清除术。

第三节　裴正学教授对脑血管疾病的思维方法

裴正学教授认为：脑血管疾病属祖国医学中的"中风"范畴。指突然昏倒，不省人事，或口眼歪斜，半身不遂，言语不利的病证。根据历代医家有关中风的论述，结合现代医学认识，脑血管疾病神志清者当属"中经络"范畴，有意识障碍者则属"中脏腑"。然总论发病之因，不外情志郁怒、饮食不节、劳累过度及气候变化；其病机变化，虽复杂多样，但究其原委，总不外虚实两端。或因阴虚精耗，水不涵木，肝阳偏亢，内风时起；或由五志化火，火焰升腾，肝风妄动。另外由于上述虚实之变，产生病理产物如痰饮、瘀血，而痰、瘀实邪又与风邪合而为害，或痹阻脉络，出现肢体麻木、半身不遂；或上扰清窍，导致舌强言蹇、头晕不语；甚或蒙闭心神，造成神志昏蒙。所以脑血管疾病之病机，既有正气虚损的一面，又受邪实影响的一面，临床上常实邪相兼而虚实错杂。当然也有呈现一派虚象者。

裴正学教授根据自己多年临床经验总结：脑梗死乃脑动脉硬化之发展也，临床以缓发、偏瘫、血压辄以低压超过90mmHg为特征。此病变发生于脑右半者，仅引致左侧偏瘫，而无失语；发生于脑左半者，引致失语，并轻度偏瘫。脑血栓形成大约70%发生于颈动脉虹吸部及大脑中动脉，以后顺序按发病多少为大脑前动脉、基底动脉、椎动脉、大脑后动脉。左侧半球之梗死引起失语，最常见者为运动性失语或混合性失语，右半侧之梗死则见共同性偏视，基底动脉血栓则见眩晕、耳鸣、复视、吞咽困难、共济失调。基底动脉主干血栓则可见四肢偏瘫、延髓麻痹、昏迷、死亡。左脑之出血，通常引起右半身之偏瘫，同时合并失语。小脑位于桥脑、延髓之侧背，下界与脑干相接壤，重量占大脑重量的十分之一，其血液供应由椎－基底动脉之分支完成。鉴于此，椎－基底动脉硬化是导致本病之最主要原因。小脑之功能是掌管人体共济与平衡，脑出血或梗死之主要症状是眩晕、头晕等共济失调之改变。再则小脑与四脑室相邻，出血常可进入四脑室，并影响大脑导水管，因而颅内高压、脑膜刺激症状如头痛、恶心、喷射状呕吐为常见之症状；语言含糊、眼球震颤、呛咳、肌张力减退、偏身感觉迟钝等脑干症状之伴随者，通常以美尼尔氏综合征之类似症状出现，实则脑动脉硬化也。

　　裴正学教授对脑血管病的认识常遵《素问·调经论》"血之与气，并走于上，则成大厥"之论述，认为引血下行为治疗此证的当务之急。他说："张锡纯之镇肝熄风汤，效在滋水涵木，益肾平肝，方中重用怀牛膝以引血下行，真乃画龙点睛之大手笔，对血压显著增高患者每多应手取效。"裴正学教授又谓："治风先活血，血活风自灭，活血化瘀为治疗本病之又一大法。"惯用血府逐瘀汤（王清任）、补阳还五汤（王清任）、冠心Ⅱ号（北京地区协作组）3方，3方对血压基本正常之患者，疗效颇佳。补阳还五汤方中黄芪以30g为宜，地龙具有祛风痰、活血脉、解急痉之作用，对病久体虚，血压偏低患者屡投屡效。刘河间为"喑痱"专设的地黄饮子亦为治疗本病之佳剂，裴正学教授认为该方对脑出血之后遗症及轻、中度脑梗死患者疗效确切，对偏瘫、失语者均采用地黄饮子或补阳还五汤加冠Ⅱ、三七、水蛭等。自拟启语汤，适用于听力尚存之失语症，乙脑、中风后均宜。白附子6g，红花6g，天麻10g，石菖蒲10g，远志10g，丹参10g，细辛3g，姜虫6g，全蝎6g，胆南星10g，桔梗20g，半夏6g，甘草6g。白附子、胆南星、半夏同科（天南星科），均为祛风痰、解急痉、活血脉、治中风之佳品；桔梗、甘草为《金匮要略》名方桔梗汤，专治咽喉痰阻而不利者，二虫（全蝎、姜虫）解痉除风，与桔梗汤相配则相得益彰。石菖蒲、远志、天麻、丹参、红花活血化瘀，为治疗中风后遗症之佳品。并配有口诀便于记忆。口诀：胆星白附半夏和，远志菖蒲丹天花，桔梗汤中二虫细，中风失语话可说。

第四节　裴正学教授对脑血管疾病的治疗

裴正学教授对以高血压病、动脉硬化症为病因的脑血栓形成、脑栓死、腔隙性梗死、脑出血、蛛网膜下腔出血，在"西医诊断、中医辨证、中药为主、西药为辅"十六字方针的指导下有着深刻理解：

（1）脑血栓形成

①中、老年患者。②有动脉粥样硬化及高血压等脑卒中的危险因素。③常于安静状态下发病，病前可有反复的短暂性脑缺血发作。④发病较缓慢，症状常在数小时或数天内达高峰，出现局灶性的神经功能缺损。⑤一般意识清楚，多数无明显头痛和呕吐。⑥头部 CT 在早期多正常，24～48h 出现低密度病灶。血管造影可发现狭窄或闭塞的动脉。

（2）脑栓塞

①任何年龄均可发病，以青壮年较多见。②病前有风湿性心脏病、心房颤动及大动脉硬化等病史。③起病急，症状常在数秒钟或数分钟达到高峰，表现为偏瘫、失语等局灶性神经功能缺损。④头颅 CT 和 MRI 有助于明确诊断。

（3）腔隙性脑梗死

①中老年发病，有长期高血压病史。②急性起病，出现局灶性神经功能缺损症状。③ CT 或 MRI 检查有与神经功能缺失一致的脑部腔隙病灶。少数患者隐匿起病，无明显临床症状，仅在影像学检查时发现。

（4）脑出血（高血压性）

① 50 岁以上中老年患者。②有长期高血压病史。③活动时或情绪激动时起病，发病突然，血压常明显升高，出现头痛、恶心、呕吐等颅内压升高的表现，有偏瘫、失语等局灶神经功能缺损症状和脑膜刺激症，可伴有意识障碍。④头颅 CT 检

查有助于明确诊断。⑤腰穿脑脊液多含血和压力升高（其中20%左右不含血）。⑥脑超声波检查多有中线波移位。

（5）蛛网膜下腔出血

①发病急骤。②常伴剧烈头痛、呕吐，意识清楚或有意识障碍，可伴有精神症状。③多有脑膜刺激症，少数可伴有颅神经及轻偏瘫等局灶体征。④腰穿脑脊液呈均匀一致血性。⑤头颅 CT 检查有助于诊断。⑥脑血管造影可帮助明确病因。

裴正学教授亦认为该病属于中医之"脑中风"范畴，与中医文献之"大厥""薄厥""偏枯""痱风"等相似。本病的发生与肝、肾二脏关系最为密切。病机乃肾水不足，阴虚阳亢，阳亢生风，肝风内动，风邪入络，瘀血内阻。常遵《素问·调经论》"血之与气并走于上，则成大厥"之论述，认为引血下行为治疗此证的当务之急。治疗此病辄以滋阴潜阳、镇肝熄风、活血化瘀为大法，临床随证权变，进退加减。

1. 肝阳上亢、风火上扰

证见：半身不遂，偏身麻木，舌强言謇或不语，或口舌歪斜。兼证：眩晕头痛，面红耳赤，口苦咽干，心烦易怒，尿赤便干。舌质红或红绛，舌苔薄黄，脉弦有力。

治则：平肝泻火通络。

方药：镇肝熄风汤合半钩合剂加味：白芍 15g，天冬 10g，麦冬 10g，生龙骨 15g，生牡蛎 15g，龟板 15g（先煎），生赭石 15g（先煎），玄参 10g，茵陈 20g，生麦芽 30g，川楝子 20g，甘草 6g，怀牛膝 60g，半夏 6g，钩藤 20g，车前子 10g，夏枯草 15g，炒枣仁 15g，柏子仁 15g，水蛭 6g（分冲），汉三七 3g（分冲）。水煎服，一日 1 剂。

2. 阴阳失和，痰阻血瘀

证见：半身不遂，口舌歪斜，舌强言謇或不语，偏身麻木。兼证：腹胀便秘，头晕目眩，舌质暗红或暗淡，苔黄或黄腻，脉弦滑或偏瘫侧弦滑而大。

治则：化痰通络。

方药：地黄饮子合冠心 II 号加味：生地 12g，山茱萸 15g，石斛 10g，麦冬 10g，五味子 3g，石菖蒲 10g，远志 10g，肉苁蓉 20g，桂枝 10g，附子 6g，巴戟天 10g，桑枝 30g，豨莶草 15g，威灵仙 10g，瓜蒌 10g，薤白 10g，半夏 6g，川芎 6g，赤芍 10g，红花 6g，降香 10g，丹参 20g，大黄 6g，水蛭 10g（分冲），汉三七 3g（分冲）。水煎服，一日 1 剂。

3. 瘀血内阻

证见：半身不遂，口舌歪斜，舌强言謇或不语，偏身麻木。兼证：头晕目眩，舌质暗淡，舌苔薄白或白腻，脉弦滑。

治则：通腑化痰。

方药：血府逐瘀汤加味：柴胡 12g，桃仁 10g，红花 6g，赤芍 10g，川芎 10g，枳壳 10g，桔梗 20g，生地 12g，川牛膝 15g，生大黄 10g，芒硝 10g（冲化），瓜蒌 10g，胆南星 10g，丹参 30g，水蛭 10g（分冲），汉三七 3g（分冲）。水煎服。一日 1 剂。

4. 气虚血瘀

证见：半身不遂，口舌歪斜，舌强语謇或不语，心悸便溏，偏身麻木。兼证：面色㿠白，气短乏力，口流涎，自汗出，心悸便溏，手足肿胀，舌质暗淡，舌苔薄白或白腻，脉沉细、细缓或弦细。

治则：益气活血。

方药：补阳还五汤合二仙汤加味：赤芍 10g，川芎 6g，当归 10g，地龙 10g，黄芪 30g，桃仁 10g，红花 6g，仙茅 10g，淫羊藿 10g，巴戟天 10g，黄柏 6g，知母 20g，水蛭 6g（分冲），汉三七 3g（分冲），水煎服，一日 1 剂。

随症加减

头痛严重者加白芷、细辛、羌活、独活、防风；咯痰、痰多、胸闷不适者加瓜蒌、薤白、半夏汤合冠心 II 号（北京地区协作组创）；半身不遂重者加地龙、僵蚕、全蝎、蜈蚣；大便秘结者加大黄；失眠者加炒枣仁、柏子仁；动脉硬化明显者与二仙汤并用（上海曙光医院创）；血脂较高者加用茵山合剂（裴正学教授自拟方）：茵陈 20g，山楂 10g，桑寄生 10g，枸杞 10g，何首乌 15g，丹参 20g；头晕明显者加半钩合剂（裴正学教授自拟方）：半夏 6g，钩藤 30g，车前子 10g，夏枯草 15g，生赭石 15g；手足麻木者加桑枝、豨莶草、威灵仙等。

裴正学教授谓：脑血管病之中医认识，虽有中经络、中脏腑之分，但中医药在临床治疗中的应用主要在恢复期和 / 或后遗症期，其辨证分型不外肝阳上亢、阴阳失和、痰阻血瘀、气虚血瘀。急性期的中经络、中脏腑已被西医治疗手段所填充，许多古、效方缺如，只有在治疗无门时得以尝试，实为可惜！

一、典型病案举例

例1：张某，男，65岁。高血压病史10余年，间断性服用卡托普利，血压控制不理想，一般在150/90mmHg（1mmHg=0.133kPa）左右。因夫妻吵架后，晕厥，急诊于当地医院，确诊高血压、脑出血，经治疗后出血控制，口眼歪斜，半身不遂，仍无恢复迹象。患者尚有失眠、头晕等症。舌质红绛，苔薄黄，脉弦数有力。

【中医辨证】肝阳上亢。

【治则】平肝潜阳。

【方药】镇肝熄风汤合半钩合剂加味：生白芍15g，天冬10g，麦冬10g，生龙骨15g，生牡蛎15g，龟板15g，生赭石15g，玄参15g，茵陈20g，生麦芽30g，川楝子20g，甘草6g，山药10g，怀牛膝60g，半夏6g，钩藤20g，车前子10g，夏枯草15g，炒枣仁15g，柏子仁15g，水蛭10g（分冲），汉三七3g（分冲），服药20剂后，患者可扶杖行走。失眠明显好转，头晕减轻大半，血压130/80mmHg，舌质红，苔薄白，脉弦。嘱继服前方20剂，患者可慢步行走，其余症状基本消失，调整方如下。

【第二方药】炒枣仁15g，柏子仁15g，地龙10g，僵蚕6g，全蝎6g，蜈蚣1条，丹参20g，木香6g，草蔻6g。取10剂研末，过筛，3次/日，每次6g，温开水冲服。3个月后血压恢复正常，四肢感觉、活动如常人，生活完全自理。

例2：杨某，女，73岁，晨起时突然昏倒，不省人事，急诊于当地医院，确诊为：冠心病，脑梗死。

【证见】头晕，头痛，胸闷，口眼歪斜，舌强言謇，半身不遂，四肢不温，偏身麻木，大便干结，血压 120/85mmHg，舌质暗淡，舌苔白腻，脉弦滑。

【中医辨证】属阴阳失和，痰阻血瘀。

【治则】阴阳双补，活血化痰开窍。

【方药】地黄饮子合冠心 II 号加味：生地 12g，山茱萸 6g，石斛 10g，麦冬 10g，五味子 3g，石菖蒲 10g，远志 10g，肉苁蓉 20g，桂枝 10g，附子 6g，巴戟天 10g，桑枝 30g，豨莶草 15g，威灵仙 10g，瓜蒌 10g，薤白 10g，半夏 6g，川芎 6g，赤芍 10g，红花 6g，降香 10g，丹参 20g，大黄 6g，水蛭 10g（分冲），汉三七 3g（分冲）。服药 20 剂后，上述症状明显好转。上方加木香 6g，草豆蔻 6g。服药 30 剂，患者可扶杖下地活动，舌质淡红，苔薄白，脉来平和。前方去瓜蒌 10g，薤白 10g，半夏 6g；加地龙 10g，僵蚕 6g，全蝎 6g，蜈蚣 1 条。取 10 剂研末，过筛，炼蜜为丸，1 丸 / 次，2 次 / 日，2 个月后家属诉患者恢复如前，生活基本自理。

二、裴正学教授用方解析

地黄饮子（出自《宣明论》）

生地 12g，山萸肉 15g，茯苓 10g，麦冬 10g，五味子 6g，桂枝 10g，附片 10g，石斛 10g，肉苁蓉 10g，石菖蒲 10g，远志 10g，巴戟天 10g。主治：下元虚衰，痰浊上泛之喑痱症。"喑痱"是由于下元虚衰，阴阳两亏，虚阳上浮，痰浊随之上泛，堵塞窍道所致。"喑"是指舌强不能言语，"痱"是指足废不能行走。肾藏精主骨，下元虚衰，包括肾之阴阳两虚，致使筋骨失养，故见筋骨痿软无力，甚则足废不能用；足少阴肾脉夹舌本，肾虚则精气不能上承，痰浊随虚阳上泛堵塞窍道，故舌强而不能言；阴虚内热，故口干不欲饮，虚阳上浮，故面赤；肾阳亏虚，不能温煦于下，故足冷；脉沉细数是阴阳两虚之象。此类病症常见年老及重病之后，治宜补养下元为主，摄纳浮阳，佐以开窍化痰。方药熟地黄、山茱萸滋补肾阴，肉苁蓉、巴戟天温壮肾阳，四味共为君药。配伍附子、肉桂之辛热，以助温养下元，摄纳浮阳，引火归原；石斛、麦冬、五味子滋养肺肾，金水相生，壮水以济火，均为臣药。石菖蒲与远志、茯苓合用，是开窍化痰，交通心肾的常用组合，是为佐药。姜、枣和中调药，功兼佐使。本方多用于脑血管后遗症。

血府逐瘀汤（出自《医林改错》）

桃仁 10g，红花 10g，当归 10g，生地黄 12g，牛膝 10g，川芎 6g，桔梗 10g，赤芍 10g，枳壳 10g，甘草 6g，柴胡 6g。本方主治诸症皆为瘀血内阻胸部，气机郁滞所致。即王清任所称"胸中血府血瘀"之证。胸中为气之所宗，血之所聚，肝经循行之分野。血瘀胸中，气机阻滞，清阳郁遏不升，则胸痛、头痛日久不愈，痛如针刺，且有定处；胸中血瘀，影响及胃，胃气上逆，故呃逆干呕，甚则水入即呛；瘀久化热，则内热瞀闷，入暮潮热；瘀热扰心，则心悸怔忡，失眠多梦；郁滞日久，肝失条达，故急躁易怒；至于唇、目、舌、脉所见，皆为瘀血征象。治宜活血化瘀，兼以行气止痛。方中桃仁破血行滞而润燥，红花活血祛瘀以止痛，共为君药。赤芍、川芎助君药活血祛瘀；牛膝活血通经，祛瘀止痛，引血下行，共为臣药。生地、当归养血益阴，清热活血；桔梗、枳壳，一升一降，宽胸行气；柴胡疏肝解郁，升达清阳，与桔梗、枳壳同用，尤善理气行滞，使气行则血行，以上均为佐药。桔梗能载药上行，兼有使药之用；甘草调和诸药，亦为使药。合而用之，使血活瘀化气行，则诸症可除，为治胸中血瘀证之良方。本方药于神经性头痛，脑震荡后遗症，颅内占位，更年期神经官能症，月经不调等。

启语汤

丹参 15g，红花 10g，细辛 15g（先煎），白附子 10g，天麻 10g，僵蚕 6g，全蝎 3g，胆南星 15g，石菖蒲 10g，远志 10g，桔梗 6g，甘草 6g。方中白附子辛温燥烈，入阳明经而走头面，以祛风化痰，尤其善散头面之风。全蝎、僵蚕、胆南星均能祛风止痉，其中全蝎长于通络，僵蚕、胆南星能化痰，合用既助祛风化痰之力，又能通络定惊止痉。桔梗宣肺利咽、化痰散结，并载药上行；生甘草清热泻火，调和诸药，细辛等辛散之品，祛风散邪，加强诸药祛风之力，丹参、红花活血化瘀、凉血散瘀。远志、石菖蒲开窍宁神，祛痰。天麻平肝、熄风。甘草调和诸药。主用于脑血管疾病后期，失语，听力正常者。

补阳还五汤（出自《医林改错》）

生黄芪 120g，当归尾 10g，赤芍 10g，地龙 6g，川芎 10g，红花 10g，桃仁 10g。本方证由中风之后，正气亏虚，气虚血滞，脉络瘀阻所致。正气亏虚，不能行血，以致脉络瘀阻，筋脉肌肉失去濡养，故见半身不遂、口眼㖞斜。气虚血瘀，舌本失养，故语言謇涩；气虚失于固摄，故口角流涎、小便频数、遗尿失禁；舌暗淡，苔白，脉缓无力为气虚血瘀之象。本方证以气虚为本，血瘀为标，即王清任所谓"因虚致瘀"。治当以补气为主，活血通络为辅。本方重用生黄芪，补益元气，意在气旺则血行，瘀去络通，为君药。当归尾活血通络而不伤血，用为臣药。赤芍、川芎、桃仁、红花协同当归尾以活血祛瘀；地龙通经活络，力专善走，周行全身，以行药力，亦为佐药。本方适合于脑血管后遗症，多发性神经炎。

三、古今各家学说荟萃

《灵枢·刺节真邪篇》曰："虚邪偏客于身半，其入深，内居营卫；营卫稍衰，则真气去，邪气独留，发为偏枯。"

《金匮要略》按邪中深浅、病情轻重，将中风分为中络、中经、中腑、中脏。"……邪在于络，肌肤不仁；邪在于经，即重不胜；邪在于腑，即不识人；邪在于脏，舌即难言，口吐涎。"又说："夫风之为病，当半身不遂。"

《千金方》把中风分为四个类型。"偏枯者，半身不遂，肌肉偏废不用而痛，言不变，志不乱，病在分腠之间""风痱者，身无痛，四肢不收，志乱不甚""风懿者，奄或不知人，咽中塞，窒之然，舌强不能言""风痹者，风寒湿诸痹类风状……"

《医经溯洄集》："殊不知因于中风者，真中风也。内于火，因于气，因于湿者，类中风，而非中风也。"又云："中风者，非外来风邪，乃本气病也，凡人年逾四旬气衰之际，或因忧喜忿怒伤其气者，多有此疾，壮岁之时无有也，若肥盛则间有之。"

《非风论》中主张"中风非风"之说，指出："凡此病者，多以素不能慎，或七情内伤，或酒色过度，先伤五脏之真阴""本皆内伤积损颓败而然，原非外感风寒所致。"

《临证指南医案·中风》："精血衰耗，水不涵木……肝阳偏亢，内风时起。"同时在治疗上指出：水不涵木，内风时起者，治宜滋阴熄风；阴阳俱损者，治宜温柔濡润；后遗症者，治宜益气豁痰，如此在治法上更臻完善。

颜德馨，心脑血管疾病治疗推崇气血学说，提出"气为百病之长，血为百病之胎"的观点，倡立"久病必有瘀，怪病必有瘀"理论，并认为气血以流畅、平衡为贵，自创"衡法"，处方用药多从"通"字着眼，以达到"疏其血气，令其条达而致和平"的治疗目的。

沈宝藩，中风按"百病兼痰""百病兼瘀""痰瘀同源"之说，创用了"痰瘀同治"之法治疗中风病，强调在辨证施治基础上，应将痰瘀同治之法贯彻始终。

第五节　癫　痫

一、病理生理

癫痫是一组由不同病因所引起，在病程中有反复发作的神经元异常放电，以发作性、短暂性、重复性即通常为刻板性的中枢神经系统功能失常为特征的综合征。在癫痫中，具有特殊病因，由特定的症状和体征组成的特定的癫痫现象称为癫痫综合征。

癫痫的病理改变呈多样性，当大脑的某一部分过度兴奋或大脑中的神经开始以不正常的方式一起工作时，就会发生癫痫发作。癫痫发作可能发生在大脑中因先天缺陷或遗传疾病而畸形的区域，或因感染、伤害、肿瘤、中风而中断的区域，或氧合不足。癫痫发作的病理生理学是由于刺激和抑制神经细胞的力之间突然失衡，从而使兴奋性的力量占上风。这种电信号随后传播到周围的正常脑细胞，在短时间内癫痫发作持续或反复发作，随着神经细胞死亡，瘢痕组织形成，未来癫痫发作的风险增加，CT扫描可以用来调查病人癫痫发作的原因。放电之间的神经细胞通常在内部带有负电荷，这是由于正电荷的钠离子从细胞中主动泵出。神经细胞的放电会使负电荷突然波动到正电荷，因为离子通道进入细胞，而正离子如钠离子、钾离子、和钙离子流入细胞。兴奋性和抑制性控制机制都起作用，允许适当的放电和防止细胞的不适当的兴奋。癫痫的病理生理学可能是由于神经细胞的兴奋性增加，神经细胞的抑制性降低，或两者的影响结合，大多数癫痫发作是由大脑的电异常引起的。通常在神经细胞着火后，抑制作用阻止神经元的第二次放电，直到神经元的内部电荷恢复到静止状态。γ–氨基丁酸（GABA）是大脑中主要的抑制化学物质。GABA为带负电荷的氯离子涌入兴奋的神经元打开了通道，大多数抗癫痫药物通过增加氯离子通道开放的频率或增加通道开放的持续时间来降低癫痫的病理生理学。当细胞中释放 GABA 或受体的细胞受到破坏时对于 GABA，氯离子通道不能打开和调节神经细胞的兴奋性。

二、诊断及治疗

（一）临床诊断

1.确定是否为癫痫

详细询问患者本人及其亲属或同事等目击者，尽可能获取详细而完整的发作史，是准确诊断癫痫的关键。脑电图检查是诊断癫痫发作和癫痫的最重要的手段，并且有助于癫痫发作和癫痫的分类。

2.癫痫发作的类型

主要依据详细的病史资料、规范化的脑电图检查，必要时行录像脑电图检测等进行判断。

3.癫痫的病因

在癫痫诊断确定之后，应设法查明病因。在病史中应询问有无家族史、出生及生长发育情况、有无脑炎、脑膜炎、脑外伤等病史。查体中有无神经系统体征、全身性疾病等。然后选择有关检查，如头颅磁共振（MRI）、CT、血糖、血钙、脑脊液检查等，以进一步查明病因。

（二）治疗

1.药物治疗

目前国内外对于癫痫的治疗主要以药物治疗为主。癫痫患者经过正规的抗癫痫药物治疗，约 70% 的患者其发作是可以得到控制的，其中 50% ~ 60% 的患者经过 2 ~ 5 年的治疗是可以痊愈的，患者可以和正常人一样地工作和生活。

（1）抗癫痫药物使用指征：癫痫的诊断一旦确立，应及时应用抗癫痫药物控制发作。

（2）选择抗癫痫药物时总的原则：对癫痫发作及癫痫综合征进行正确分类是合理选药的基础。此外还要考虑患者的年龄（儿童、成人、老年人）、性别、伴随疾病以及抗癫痫药物潜在的副作用可能对患者未来生活质量的影响等因素。

（3）抗癫痫药物治疗应该尽可能采用单药治疗，直到达到有效或最大耐受量。单药治疗失败后，可联合用药。

（4）在抗癫痫药物治疗过程中，并不推荐常规监测抗癫痫药物的血药浓度。

（5）抗癫痫治疗需持续用药，不应轻易停药。目前认为，至少持续 3 年以上无癫痫发作时，才可以考虑是否逐渐停药。

2. 手术治疗

经过正规抗癫痫药物治疗，仍有 20% ~ 30% 患者为药物难治性癫痫。癫痫的外科手术治疗为这一部分患者提供了一种新的治疗手段，从一定程度上改善了难治性癫痫的预后。

适应症：①药物难治性癫痫，影响日常工作和生活者。②对于部分性癫痫，癫痫源区定位明确，病灶单一而局限。③手术治疗不会引起重要功能缺失。

3. 神经调控治疗

神经调控治疗是一项新的神经电生理技术。目前包括：

重复经颅磁刺激术（rTMS）；中枢神经系统电刺激（脑深部电刺激术、癫痫灶皮层刺激术等）；周围神经刺激术（迷走神经刺激术）。

三、裴正学教授对本病的思维方法

癫痫属祖国医学中"痫证"和"癫证"的范畴。痫证是以突然仆倒，昏不知人，口吐涎沫，两目上视，肢体抽搐，或口中如猪羊叫声，移时苏醒为表现的一种发作性疾病。关于治疗方法，历代医家多主张发作时先行针刺；若频繁发作则于醒后急性汤药调治，着重治标；神志转清，抽搐停止，处于发作间期可配制丸药调服，调和气血，熄风除痰，以防痫证再发。

裴正学教授认为癫痫应属内风证，大多由于七情失调、先天因素、脑部外伤、饮食不节、劳累过度，或患其他病之后，造成脏腑失调，痰浊内阻、气机逆乱、风火内动所致，而尤以痰邪作祟最为重要。可概括为痰、火、惊、气、血和先天因素几个方面；中医多责之于痰。痰与风相合谓风痰，与火相合谓之痰火，风痰及痰火可上扰心神，伤及神明，盖火性上炎、风上巅顶也。古今治疗癫痫之方大体由风、火、痰三方面入手。中药治癫药中最引人关注者为四类药。①虫类：僵蚕、全蝎、蜈蚣、脱脂蚕蛹。②化瘀类：四物汤、桃仁、红花、水蛭。③祛痰类：法半夏、胆南星、二丑、石菖蒲。④金石介类：赤石脂、白石脂。

综上所述，中医治疗癫痫，主要指原发性癫痫，此种癫痫中医自能独当一面。对于脑病、脑外伤引起之癫痫必须中西医结合综合治疗。中医治疗癫痫是一个慢性的系统工程，早期宜用活血化瘀，如赤芍、川芎、桃仁、红花、丹参、地龙等，尤以丹参、地龙相配既可镇静解痉，又能扩张血管，促进肢体运动功能恢复，治疗的基本思想是扶正固本和祛风定惊相结合，前者的作用是调节机体植物神经系统和内分泌系统功能，使之日趋协调，祛除癫痫发作生理基础；后者作用是对症治疗缓解癫痫临床表现，二者结合，缓中图治。

四、裴正学教授对亦病的治疗

中医对癫痫认识由来已久，《素问》"二阴急则癫痫"，将癫痫责之于二阴，所谓二阴指足少阴肾、手少阴心也。《千金方》对癫痫论述更细，谓"发时眼目相引、牵纵反急强，羊鸣，食顷方解"，"发时如死人，遗溺，有倾乃解"，将癫痫之临床症状描写得非常逼真。《石室秘录》中对癫痫的病状、治疗予以详细论述："癫痫之征，多因气虚有痰，一时如暴风疾雨，猝然而倒，口吐白沫，作牛羊马声者，种种不同。治之不得法往往有死者。吾今留一方。名祛痰定痫汤。人参三钱、半夏三钱、茯神三钱、白术五钱、甘草一钱、附子一钱、陈皮一钱、石菖蒲一钱，水煎服。"此方中参术苓芍等为健脾平肝之圣药，陈皮、半夏、甘草消痰和中，妙在附子、石菖蒲以起心之迷，引各药直入心窍之中。《石室秘录》："更有羊癫之证，忽然卧倒，作羊马之声，口中吐痰如涌者，痰迷心窍，因寒而成，感寒而发也。方药人参、半夏、山药各三钱，白术一两，茯神、苡仁各五钱，肉桂、附子各一钱，水煎服。"
《石室秘录》作者陈士铎谓：曾治一例，仅服一剂，永未再发，
并谓将此方"幸珍视之"。陈士铎又出一方谓治此证亦神，"人
参三两，白术五两，陈皮三钱，生南星、半夏、甘草各一两，
附子一钱为末，炼蜜为丸，发病前服之，永不再发。"上述论
述说明古人对癫痫认识由病因、病机到理法方药，已形成一
个完整的系统。陈士铎之病因、病机着眼一个"虚"，一个"痰"，
故有"无虚不作痫""无痰不作痫"之谓称，治法上提出人参、
白术、甘草、茯苓（四君子汤）补益脾胃；半夏、陈皮、茯苓、
甘草（二陈汤）健脾祛痰；肉桂、附片治肾壮阳，其意亦在
补虚；薏仁、胆星去湿除痰与二陈相得益彰。此方剂充分体
现了补虚、祛痰之真谛。"痰"乃痫之根本病机，痰由何生？
脾也、肾也。盖肺为储痰之器，脾为生痰之源也；痰者湿也，
水也，究其本在肾也，故有"肾为成痰之本"说。

1. 风痰闭阻

证见：发作前常有胸闷、眩晕、乏力等，但亦有无明显
先兆者。发则突然跌倒，神志不清，抽搐吐涎，或伴尖叫与
二便失禁。也有短暂神志不清，或精神恍惚而无抽搐者。舌
质淡，舌苔白腻，脉弦滑。

治则：涤痰熄风、开窍定痫。

方药：定痫丸，药用：半夏 6g，贝母 10g，竹沥水 10g，
天麻 10g，全蝎 6g，僵蚕 6g，琥珀粉 2g（冲服），朱砂 2g（冲
服），茯神 12g，石菖蒲 10g，远志 10g，麦冬 10g，丹参 20g。
水煎服，一日 1 剂。大便秘结加大黄。

2.痰火壅盛

证见：发作时昏仆抽搐吐涎，或有叫吼，平日情绪急躁，心烦失眠，咯痰不爽，口苦而干，便秘。舌质红，苔黄腻，脉弦滑数。

治则：清肝泻火、化痰开窍。

方药：龙胆泻肝汤合涤痰汤加减：龙胆草 10g，黄芩 10g，山栀 10g，柴胡 10g，泽泻 10g，车前子 10g，当归 10g，枳实 10g，生地 12g，半夏 6g，胆南星 10g，陈皮 6g，竹茹 10g，石菖蒲 10g，茯苓 12g。水煎服，一日 1 剂。肝阳上亢者，方中可加入生石决明、钩藤等；便秘加大黄；痰黏稠加竹沥水。

3.瘀血阻窍

证见：头部有外伤史，头刺痛常有定处，发时昏仆倒地，肢体抽搐。舌质紫黯或有瘀斑，脉涩或紧。

治则：活血化瘀、熄风止抽。

方药：通窍活血汤加减：赤芍 10g，川芎 10g，桃仁 10g，红花 6g，僵蚕 6g，全蝎 6g，天麻 10g，蜈蚣 1 条，丹参 20g。水煎服，一日 1 剂。加减：便干加大黄；痰涎壅盛加胆南星、天竺黄。

五、裴正学教授用方解析

裴正学教授治疗此病先时多采用"张氏定痫汤"：青礞石 10g，海浮石 10g，胆南星 10g，法半夏 10g，沉香 2g，二丑 2g，神曲 4g。后又发现"桃红四物加三虫、黄合藤天生大蝉、白金老茶一二三"等方皆能治疗此病。查阅各地杂志，见刘氏之止痫散：寒水石、紫石英、赤石脂、内石脂、生石膏、生龙牡、生赭石、桂枝、钩藤、干姜、滑石、甘草。口决：七石六枝钩。唐氏之冰硼定痫散：冰片 0.1g，硼砂 1g，明矾 0.3g，生赭石 0.3g，青礞石 0.3g。为 1 次量，每日服 2 次。黑白二丑丸治疗癫痫：黑白二丑各 1.5g 加蜂蜜为 6g，丸药，日服 2 丸，石菖蒲治疗癫痫大发作；白胡椒治疗癫痫（有人从白胡椒中提取胡椒碱称之为抗痫灵）。综上所述，白胡椒之抗癫痫作用为近人之作，二丑、僵蚕等余早已用于临床矣，至于青礞石、明矾、冰片、硼砂、生赭石组成之抗痫散，石菖蒲之抗痫作用等可使用于临床。据此裴正学教授创一方拟用之：当归、白芍、川芎、生地、桃仁、红花、僵蚕、全蝎、蜈蚣、二丑、石菖蒲、白胡椒为汤药，定名"止痫合剂"。

定痫丸

《医学心悟》：天麻 10g，川贝母 15g，半夏 10g，茯苓 10g，茯神 10g，胆南星 15g，石菖蒲 10g，全蝎 3g，僵蚕 6g，琥珀 1g（冲服）、陈皮 10g，远志 10g，丹参 15g，麦冬 10g，朱砂 1g（冲服）。

本方证由风痰蕴热，上蒙脑窍所致。每因惊恐忿怒，气机逆乱，阳亢化风，触动积痰，痰随风动，上蒙脑窍而卒然眩仆倒地；肝风内动，故见目睛上视，甚或手足抽搐；痰涎壅盛则口吐白沫，喉中痰鸣；舌脉为风痰蕴热之象。急当涤痰熄风，开窍安神为治。方中竹沥、贝母、胆南星苦凉性降，清热化痰，其中竹沥尚能镇惊利窍，贝母功擅开郁散结，胆南星兼具熄风解痉；半夏、陈皮、茯苓相合，温燥化痰，理

气和中，是取二陈汤之义；全蝎、僵蚕、天麻功专平肝熄风
而止痉。以上为本方涤痰熄风的主要组成部分。又伍石菖蒲、
远志、茯神祛痰开窍，宁心安神；丹参、麦冬偏凉清心，麦
冬甘润又能养阴润燥，合贝母可防半夏、陈皮、全蝎、僵蚕
辛烈伤阴；琥珀、朱砂镇心安神；甘草调和诸药。加入姜汁者，
意在温开以助化痰利窍，并防竹沥、胆星、贝母寒凉有碍湿
痰之消散。

通窍活血汤

赤芍 10g，川芎 10g，桃仁 10g（研泥），红枣 3 个（去核），
红花 10g，老葱 3 根（切碎），鲜姜 10g（切碎）。本方中赤芍
清热活血；川芎、桃仁、红花养血活血行血，祛瘀生新，麝
香芳香走上，开窍醒神，全方共奏养血活血、化瘀通络之功；
临床应用广泛，在头痛证方面除上述偏头痛外，还可以治疗
顽固性头痛、外伤性头痛、血管性头痛；还可以治疗脑梗死、
中耳炎、突发性耳聋、脑震荡、白癜风、斑秃、缺血性视神
经病变、视网膜挫伤、失眠、脑供血不足、痴呆、脏躁、震颤、
麻痹、周围性面神经麻痹等病症。

礞石滚痰丸

大黄 10g，黄芩 10g，礞石 15g，沉香 6g。本方主治实热老痰，
久积不去所致多种怪证。若上蒙清窍，则发为癫狂、昏迷；
扰乱心神，则为惊悸怔忡、不寐怪梦；内壅于肺，则咳嗽痰稠；
阻塞气机，则胸脘痞闷；痰火上蒙，清阳不升，则发于眩晕耳鸣；
痰火胶结，无下行之路，故大便秘结；苔黄厚腻、脉滑数有力者，
为实火顽痰佐证。治当降火逐痰。方中以礞石为君，取其咸

能软坚，质重沉坠，功专下气坠痰，兼可平肝镇惊，为治顽痰之要药。臣以苦寒之大黄，荡涤实热，开痰火下行之路。佐以黄芩苦寒泻火，消除痰火之源；沉香降逆下气，亦即治痰必先顺气之法。方中大黄、黄芩用量独重，一清上热之火，一开下行之路，有正本清源之意，"得礞石、沉香，则能迅扫直攻老痰巢穴，浊腻之垢而不少留，滚痰之所由名也。"（《医宗金鉴·删补名医方论》）。

裴氏定痫丸（裴正学教授家传验方）

猫头鹰脑髓 10g，明矾 30g，郁金 60g，半夏 100g，胆南星 100g，僵蚕 60g，全蝎 60g，蜈蚣 10 条，共研为末，装入胶囊（0.5g），每日服 1～3 次，每次 1～3 粒，温开水冲服。本方以熄风止痉，化痰散结，开窍醒神为法。三虫相伍为用，加强熄风止痉、通络散结之功，用于肝风内动，惊风抽搐；白矾、郁金名为白金丸，李时珍《本草纲目》谓癫狂之证，乃"惊扰痰血络聚心窍所致。郁金入心去恶血，明矾化顽痰故也"，方以清热化痰为主；星、半化痰散结，熄风止痉；取象比类，以脑治脑，民间验方猫头鹰脑髓可以熄风、化痰、止痉、定痫、散结等，故该方裴正学教授家传秘方以猫头鹰脑为主药，辅以化痰散结，熄风止抽之品，治疗原发性癫痫具有一定的疗效。

复方紫参片

山慈菇 10g，五倍子 10g，续随子 10g，大戟 6g，雄黄 3g，朱砂 3g（冲服），麝香 1g（冲服），苦参 30g，共研为末，制成片剂，0.3g 一片，日服 3 次，每次 2 片，温开水冲服。此方原名"紫金锭"，方出《片玉心书》化裁，为中医急救常用药，习惯用于治疗疔疮肿、痈疽丹毒，也可用于食物中毒、急性疾痢、急性胃痉挛。裴正学教授将此剂应用于癫痫大发作获效。此方定名为紫参片，以治疗癫痫为最主要之功能，说明紫金锭中之雄、麝、朱、五尚有解除脑组织之兴奋、形成强大之镇静效果。有歌曰：五山随大硫，紫朱苦亦香。

六、典型病案举例

例1：吴某，男，25岁，近半年多次癫痫大发作，现口服拉莫三嗪及托吡酯。

【方药】裴氏定痫胶囊：猫头鹰脑髓10g，明矾20g，郁金60g，姜片60g，全蝎60g，蜈蚣10条，共研为末，装入胶囊（0.5g），每日服1～3次，每次1～3粒，温开水冲服，宜久服，此剂适合癫痫大发作，精神恍惚、神志不定者。

例2：患者刘某，男，20岁，癫痫病史近10年。未正规服用抗癫痫药，每月发作2~3次，发作时四肢抽搐，牙关紧闭。舌暗红，苔腻，脉弦滑略数。

【西医诊断】癫痫。

【中医辨证】痰瘀互结，肝阳上亢。

【治则】活血化痰，镇肝息风。

【方药】裴氏止痫丸加味：当归100g，浙贝100g，川芎60g，赤芍100g，生地120g，桃仁100g，红花60g，僵蚕60g，全蝎60g，蜈蚣10条，天麻100g，钩藤300g，石菖蒲100g，白胡椒100g。共研为末，炼蜜为丸，每丸6，日服2次，每次1~2丸，温开水冲下。体质虚弱者可以大枣煎汤冲服，久服之，则可见效。

七、古今各家学说荟萃

《素问·奇病论》云："人生而有病癫疾者，病名曰何，安所得之？岐伯曰：病名为胎病，此得之在母腹中时，其母有所大惊，气上而不下，精气并居，故令子发为癫疾也"

《灵枢·癫狂》描述："癫疾始作，先反僵，因而脊痛""癫疾始作，而引口啼呼，喘悸者。"

《诸病源候论·癫狂候》亦有类似的描述："癫者，卒发仆也，吐涎沫，目急、手足缭戾，无所觉知，良久乃苏。"同书《五癫病候》还说："发作时时，反目口噤，手足相引，身体皆然""若僵惊，起如狂。"

《千金要方》首次提出了"癫痫"的病名，并把"癫痫"的证候作了比较全面的归纳，计十二条，如"目瞳子卒大，黑如常是痫候""鼻口青，时小惊是痫候""闭目青，时小惊是痫候""卧惕惕而惊，手足振摇是痫候""弄舌摇头是痫候"等等。还强调指出："夫痫，小儿之恶病也，或有不及求医而致者；然气发于内，必先有候，常宜审查其精神而采其候也。"

《三因极一病证方论·癫痫叙述》说："夫癫疾病，皆由惊动，使脏气不下，郁而生涎，闭塞诸经，厥而乃成。或在母胎中受惊，或少小感风寒暑湿，或饮食不节，逆于脏气。"

《丹溪心法·痫》："痰涎壅塞，迷塞孔窍。"

《证治准绳·癫狂痫总汇》说："痫病发则昏不知人，眩仆倒地，不省高下，甚而抽掣，目上视或口眼歪斜，或作六畜之声。"

《证治汇补·痫病》中提出了阴痫、阳痫的分证方法，并提出了治则："痫分阴阳：先身热瘛疭，惊啼叫喊而后发，脉浮洪者为阳痫，病属六腑，易治。先身冷无惊瘛啼叫而病发，脉沉者为阴痫，病在五脏，难治。阳痫痰热客于心胃，闻惊而作，若痰热甚者，虽不闻惊亦作也，宜用寒凉。阴痫亦本乎痰热，因用寒凉太过，损伤脾胃变而成阴，法当燥湿温补祛痰。"

李寿山：治疗此病，先分阴阳，阳痫多呈大发作，成年人居多，以清热熄风，涤痰定痫为法；发作较频，常以风引汤加减；阴痫小发作，少年居多，以镇肝熄风，安神定痫为法。

第六节 面神经麻痹

一、解剖生理及病理

面神经由两个根组成，一是较大的运动根，自脑桥小脑角区，脑桥延髓沟外侧部出脑；一是较小的混合根，称中间神经，自运动根的外侧出脑，两根进入内耳门合成一干，穿内耳道底进入与中耳鼓室相邻的面神经管，先水平走行，后垂直下行由茎乳孔出颅，向前穿过腮腺到达面部，在面神经管内有膨大的膝神经节。面神经穿经面神经管及最后穿出腮腺时都发出许多分支。面神经麻痹在脑神经疾患中较为多见，这与面神经管是一狭长的骨性管道的解剖结构有关，当岩骨发育异常，面神经管可能更为狭窄，这可能是面神经炎发病的内在因素。该疾病发病的外在原因尚未明了。有人根据其早期病理变化主要为面神经水肿、髓鞘及轴空有不同程度的变性，推测可能因面部受冷风吹袭，面神经的营养微血管痉挛，引起局部组织缺血、缺氧所致。也有的认为与病毒感染有关，但一直未分离出病毒。近年来也有认为可能是一种免疫反应。膝状神经节综合征则系带状疱疹病毒感染，使膝状神经节及面神经发生炎症所致。

本病的主要病理变化为面神经水肿，髓鞘肿胀、脱失，晚期可有不同程度的轴突变性，以在茎乳突孔和面神经管内的部分尤为显著。裴正学教授认为，面神经麻痹多由于风痰阻于络道所致。治宜祛风、除痰、通络。临证时，裴正学教授多在本病早期在牵正散的基础上加用清热解毒之品，中期加用益气活血之品，后期加用补益肝肾之品，获得很好的效果。

二、诊断及治疗

（一）临床诊断

多表现为病侧面部表情肌瘫痪，前额皱纹消失、眼裂扩大、鼻唇沟平坦、口角下垂。在微笑或露齿动作时，口角下坠及面部歪斜更为明显。病侧不能作皱额、蹙眉、闭目、鼓气和噘嘴等动作。鼓腮和吹口哨时，因患侧口唇不能闭合而漏气。进食时，食物残渣常滞留于病侧的齿颊间隙内，并常有口水自该侧淌下。由于泪点随下睑外翻，使泪液不能按正常引流而外溢。

1.静止检查

（1）茎乳突

检查茎乳突是否疼痛或一侧颞部、面部是否疼痛。

（2）额部

检查额部皮肤皱纹是否相同、变浅或消失，眉目外侧是否对称、下垂。

（3）眼

检查眼裂的大小，两侧是否对称、变小或变大，上眼睑是否下垂，下眼睑是否外翻，眼睑是否抽搐、肿胀，眼结膜是否充血，是否有流泪、干涩、酸、胀的症状。

（4）耳

检查是否有耳鸣、耳闷、听力下降或过敏。

（5）面颊

检查鼻唇沟是否变浅、消失或加深。面颊部是否对称、平坦、增厚或抽搐。面部是否感觉发紧、僵硬、麻木或萎缩。

（6）口

检查口角是否对称、下垂、上提或抽搐；口唇是否肿胀，人中是否偏斜。

（7）舌

检查味觉是否受累。

2.运动检查

（1）抬眉运动

检查额枕肌运动功能。重度患者额部平坦，皱纹一般消失或明显变浅，眉目外侧明显下垂。

（2）皱眉

检查皱眉肌是否能运动，两侧眉运动幅度是否一致。

（3）闭眼

闭眼时应注意患侧的口角有无提口角运动，患侧能否闭严，及闭合的程度。

（4）耸鼻

观察压鼻肌是否有皱纹，两侧上唇运动幅度是否相同。

（5）示齿

注意观察两侧口角运动幅度，口裂是否变形，上下牙齿暴露的数目及高度。

（6）努嘴

注意观察口角两侧至人中的距离是否相同，努嘴的形状是否对称。

（7）鼓腮

主要检查口轮匝肌的运动功能。

（二）治疗

1. 非手术治疗

原则：促进局部炎症、水肿及早消退，并促进神经功能的恢复。

2. 手术治疗

在保守治疗3个月后面神经麻痹仍未恢复，测定面神经传导速度及面肌肌电图检查均无反应即无电位活动者，可采用外科手术治疗。

三、裴正学教授对本病的认识

面神经麻痹属中医"口僻"的范畴，俗称"吊线风"，主要表现为口眼歪斜。历代医家将其归入风门中，对于"口僻"的认识，裴正学教授谓：本病是由于风邪乘虚侵入手足阳明之脉，导致风痰夹瘀，流窜经络，阳明络脉壅滞不利而发病。

面神经麻痹多由于风痰阻于络道所致。治宜祛风、除痰、通络。临证时，裴正学教授多在本病早期，在牵正散的基础上加用清热解毒之品，中期加用益气活血之品，后期加用补益肝肾之品，获得很好的效果。

四、裴正学教授对本病的辨证治疗

1. 脉络空虚、风邪入中

证见：突然口眼歪斜，患侧面部表情动作消失，前额无皱纹，眼裂扩大，鼻唇沟变浅，口角下垂，流涎。兼证：耳后疼痛，或外耳道疱疹，病侧流泪，面肌痉挛。舌质淡，苔白，脉弦细。

治则：散风通络。

方药：牵正散加减：白僵蚕 12g，白附子 10g，全蝎 6g，蜈蚣 3 条。水煎服，一日 1 剂。有寒者加细辛、麻黄；有瘀血之象加红花、赤芍。

2. 气虚血阻

证见：口眼歪斜，面部抽搐，病侧额纹变浅或消失，眼裂扩大，鼻唇沟变浅，口角流涎，日久不愈。舌质暗，苔薄白或薄黄，脉弦。

治则：行气活血、祛风通络。

方药：归补血汤合桃红四物汤加减，药用：生黄芪 30g，当归 10g，赤芍 10g，川芎 10g，生地 12g，红花 10g，地龙 12g，全蝎 6g，僵蚕 12g。水煎服，一日 1 剂。可加羌活、细辛、天麻、钩藤等，舌苔黄、脉数加夏枯草、黄芩。

裴正学教授认为：中药配合中医其他疗法。如针灸：取翳风、阳白、四白、地仓透颊车、合谷（双侧）、迎香。风寒者加风池，加灸。阴虚阳亢加太冲。耳针取穴：面颊、眼、目 1、目 2。外治法：贴膏药疗法。组方：天南星 50g，马钱子 100g，松香 450g，蜂蜡 135g，花生油 150g。制成膏片，一片贴患侧或前方下关穴至颊车穴区域，一片贴患侧耳后翳风穴处，隔 3 ～ 5 日更换一次。可起到改善局部血液循环、减轻面神经水肿、缓解神经受压、促进神经功能恢复的作用。

五、裴正学教授对本病的用方解析

牵正散出自《杨氏家藏方》

白附子 10g，白僵蚕 10g，全蝎 6g。本方所治之证，为风痰阻于头面经络所致。阳明内蓄痰浊，太阳外中于风，风邪引动内蓄之痰浊，风痰阻于头面经络，经隧不利，筋肉失养，则弛缓不用；无邪之处，气血运行通畅，筋肉相对而急，缓者为急者牵引，故口眼㖞斜。治宜祛风，化痰，通络。方中白附子辛温燥烈，入阳明经而走头面，以祛风化痰，尤其善散头面之风为君。全蝎、僵蚕均能祛风止痉，其中全蝎长于通络，僵蚕且能化痰，合用既助君药祛风化痰之力，又能通络止痉，共为臣药。用热酒调服，以助宣通血脉，并能引药入络，直达病所，以为佐使。

桃红四物汤《医垒元戎》

熟地黄 12g，当归 12g，白芍 10g，川芎 10g，桃仁 10g，红花 6g。桃红四物汤以祛瘀为核心，辅以养血、行气。方中以强劲的破血之品桃仁、红花为主，力主活血化瘀；以甘温之熟地黄、当归滋阴补肝、养血调经；芍药养血和营，以增补血之力；川芎活血行气、调畅气血，以助活血之功。全方配伍得当，使瘀血祛、新血生、气机畅，化瘀生新是该方的显著特点，故本方在治疗面神经麻痹方面有一定疗效。

六、典型病案举例

例1：患者王某，女，18岁，因口眼歪斜一天就诊。

【证见】口眼歪斜，患侧面部表情动作消失，前额无皱纹，眼裂扩大，鼻唇沟变浅，耳后疼痛，面肌痉挛。舌质淡，苔白，脉弦细。

【方药】制白附子 10g，赤芍 10g，葛根 10g，白芷 10g，制僵蚕 10g，黄芩 10g，川芎 10g，地龙 10g，防风 12g，全蝎 5g（带尾），蜈蚣（微焙去头足）1条，甘草 3g。一日 1 剂，水煎服。10d 为一个疗程。10d 后配合针灸，并在原方基础上加减益气活血之品，黄芪 20g，当归 20g，川芎 10g，再服 10 剂，到后期，加用补益肝肾之仙茅、淫羊藿、寄生等药治疗而愈。

例2：患者刘某，男，45岁，患面神经麻痹一月余，曾在其他医院就诊，予针灸、口服 B 族维生素等药治疗，效果不佳，现表现为口角向左侧歪斜，右眼闭合不全，右侧鼻唇沟变浅，治以益气活血、温经活络为主。

【方药】补阳还五汤加减：黄芪 30g，肉桂 20g，当归 15g，川芎 15g，益母草 15g，赤芍 10g，丹皮 10g，连翘 10g，地龙 6g。每日 1 剂，煎两遍，混合后早晚分服。服药 20 剂，同时配合针灸治疗而愈。

七、古今各家学说荟萃

《灵枢·经脉》《灵枢·经筋》："胃足阳明之脉，……是动则病，……口㖞唇胗""足阳明之筋，……其病……卒口僻""足之阳明，手之太阳，筋急则口目为僻。"

《诸病源候论·风口㖞候》云："风邪入于足阳明、手太阳之筋……故使口㖞僻。"

《类证治裁》云："口眼㖞斜，血液衰涸，不能荣润筋脉。"面瘫往往在人体用脑过度，身体过劳，或气血耗伤，睡眠不足之后发病，抑或病人体质虚弱，气血亏虚，或妇人产后失血，幼儿元气未充，也极其易发面瘫。

第七节　偏头痛

一、病理生理

偏头痛是临床常见的原发性头痛，其特征是发作性、多为偏侧、中重度、搏动样头痛，一般持续4～72h，常伴有恶心、呕吐，光、声刺激或日常活动均可加重头痛，安静、环境、休息可缓解头痛。少数典型者发作前可有视觉、感觉和运动等先兆，可有家族史。

颅内痛觉敏感组织如脑血管、脑膜血管、静脉窦，其血管周围神经纤维和三叉神经病变可能是偏头痛发生的生理基础和痛觉传导通路。电刺激三叉神经节后能导致硬膜血管无菌性炎症。偏头痛的三叉神经血管反射学说，认为偏头痛是三叉神经传入纤维末梢释放P物质（SP）及其他神经递质，传出神经作用于颅内外血管，引起头痛和血管扩张。与三叉神经系统相关的最主要的神经肽是降钙素基因相关肽（CGRP），其次是P物质（SP）、神经激肽A（NKA）。P物质是传递并降低痛阈的神经递质，与神经激肽A（NKA）有协同作用，而降钙素基因相关肽（CGRP）具有较强的扩血管作用，通过扩张血管而引起头痛。

二、诊断及治疗

（一）临床诊断

偏头痛诊断应结合偏头痛发作类型、家族史、临床表现和神经系统检查进行综合判断。IHS（2004 年）偏头痛诊断标准对不同类型偏头痛诊断做出如下规定：

1. 无先兆偏头痛诊断标准

（1）符合（2）~（3）特征的至少 5 次发作。

（2）头痛发作（未经治疗或治疗无效）持续 4 ~ 72h。

（3）至少有下列中的 2 项头痛特征：①单侧性。②搏动性。③中或重度头痛。④日常活动（如步行或上楼梯）会加重头痛，或头痛时会主动避免此类活动。

（4）头痛过程中至少伴有下列 1 项：A. 恶心和（或）呕吐；B. 畏光和畏声。

（5）不能归因于其他疾病。

2. 伴典型先兆的偏头痛性头痛诊断标准

（1）符合（2）~（4）特征的至少 2 次发作。

（2）先兆至少有下列中的 1 种表现，但没有运动无力症状：①完全可逆的视觉症状，包括阳性表现（如闪光、亮点或亮线）和（或）阴性表现（如视野缺损）。②完全可逆的感觉异常，包括阳性表现（如针刺感）和（或）阴性表现（如麻木）。③完全可逆的言语功能障碍。

（3）至少满足以下 2 项：A. 同向视觉症状和（或）单侧感觉症状；B. 至少 1 个先兆症状逐渐发展的过程 ≥ 5min，和

（或）不同的先兆症状接连发生，过程 ≥ 5min；C. 每个先兆症状持续 5 ~ 60min。

（4）在先兆症状同时或在先兆发生后 60min 内出现头痛，头痛符合无先兆偏头痛诊断标准中的（2）~（4）项。

（5）不能归因于其他疾病。

（二）治疗

偏头痛的治疗目的是减轻或终止头痛发作，缓解伴发症状，预防头痛复发。治疗包括药物治疗和非药物治疗两个方面。非药物治疗主要是物理疗法，可采用磁疗、氧疗、心理疏导，缓解压力，保持健康的生活方式，避免各种偏头痛诱因。药物性治疗分为发作期治疗和预防性治疗。发作期的治疗为了取得最佳疗效，通常应在症状起始时立即服药。治疗药物包括非特异性止痛药如非甾体类抗炎药（NSAIDs）和阿片类药物，特异性药物如麦角类制剂和曲普坦类药物。药物选择应根据头痛程度、伴随症状、既往用药情况等综合考虑，进行个体化治疗。

三、裴正学教授对本病的认识

现代医学之偏头痛与中医所言之"偏头痛"有类似之处，但含义不尽相同。中医之"偏头痛"多指痛在一侧的症状而言，故又有"偏头风""头半边痛""头角痛"的说法，皆隶属于头痛的范围之内。裴正学教授亦认为，头为诸阳之会，清阳之府，又为髓海。五脏之精华，六腑清阳之气，皆会于头。气血调畅，脑海清灵则神清气爽。偏头痛多属内伤头痛范围。

多为肝、脾、肾三脏病变的气血失调所致，或内伤七情，肝失疏泄，郁而化火，上扰清空，或脾虚失运，痰浊内生，以致清阳不升，浊阴不降；或肾虚精亏，脑失所养；或肾水不足，水不涵木，风阳上扰；或痰浊瘀血，痹阻经脉，致使气血壅遏不行皆可发生头痛。也可在正气亏损的情况下复感六淫之邪，上犯清空而诱发。故王善修氏以壮阳之乌头、附子治疗头痛，屡加于川芎茶调散中或加于白芷汤中，或加于左归丸中，疗效倍增。盖头乃诸阳之会，阳虚则痛，阴虚则眩，阳虚则邪气凑之，白芷、细辛、羌活、防风意在驱邪，川芎、蔓荆子意在行邪，加乌头、附子者，壮阳而培本焉，即邪之所凑，其气必虚也。

裴正学教授嘱偏头痛患者平时应注意劳逸结合，养成遇事冷静、沉着的良好习惯，生活要有规律，避免过度疲劳，心胸宽阔，勿忧心忡忡，保持乐观情绪，注意心理状态，使自己成为良好的社会适应者。饮食要有节制，不要过饥过饱，也不要进食高脂肪食物和饮酒，对已知的激发性食物，更应避免。发作时须静卧，保持安静。

四、裴正学教授对本病的治疗

头痛一证见于许多急慢性疾患中，裴正学教授治疗头痛坚持"西医诊断，中医辨证，中药为主，西药为辅"之原则，把通过现代医学检查所得到的各种客观指标归到中医辨证的体系中，发展传统的中医辨证，走出了一条病与证相结合的道路。裴正学教授认为："高血压所致之头痛多属阳亢，血黏度过高者属血瘀；耳源性者属痰湿；血压低者属心脾两虚；神经性者属风邪上乘。"这样一来便提高了辨证的准确性。

1. 风邪上乘型

证见：一侧或两侧头痛，或左右交替发作，其中风寒型遇风寒即发或加重，平素畏寒喜暖。舌淡，苔薄白，脉弦细。

治则：疏风散寒、通络止痛。

方药：川芎茶调散加减：川芎 6g，荆芥 10g，细辛 3g，白芷 9g，羌活 10g，防风 12g，薄荷 6g，甘草 6g。水煎服，一日 1 剂；风热型则证见遇热或日晒即发，夏季重于冬季。舌质红，苔黄，脉多弦数。治宜祛风清热，解郁止痛。方药芎芷石膏汤加减：川芎 6g，白芷 6g，石膏 20g，菊花 10g，羌活 10g，黄芩 10g，连翘 15g，僵蚕 6g。水煎服，一日 1 剂。兼有鼻塞者加苍耳子、辛夷；兼有低血压者与归脾汤合用。

2. 痰浊内阻型

证见：头痛发作，昏蒙沉重，胸脘痞闷，常伴恶心、呕吐、口流痰涎、周身沉重无力。舌淡苔白腻，脉滑。

治则：豁痰通络。

方药：半夏白术天麻汤加减：半夏 6g，白术 10g，天麻 10g，钩藤 20g，陈皮 6g，茯苓 12g，白芷 6g，细辛 3g。水煎服，一日 1 剂。兼恶心甚者与旋覆代赭汤合用；兼有失眠多梦者加五味子、山药、炒枣仁、当归、龙眼肉；兼头痛而晕、血压偏高者加半夏、钩藤、猪苓、生赭石、夏枯草；胸脘痞满者加黄连、黄芩或改用温胆汤治疗。

3. 瘀血内阻型

证见：常因心情不畅诱发，痛时证见青筋怒张，痛如锥刺，或呈跳动样，女性患者多在行经前发作或加剧。舌质紫暗，或有瘀斑，脉弦。

治则：活血化瘀、通络止痛。

方药：通窍活血汤加减：赤芍 10g，川芎 6g，桃仁 10g，红花 6g，细辛 3g，白芷 6g，当归 10g，全蝎 6g，蜈蚣 1 条，甘草 6g。水煎服，一日 1 剂。头痛甚者或脑外伤引起者加蜈蚣、僵蚕、全虫；血压高者并用杞菊地黄汤；血压低者与生脉散合用。

4. 肝阳上亢型

证见：常因精神紧张、暴怒、肝郁化火诱发，证见口苦，舌红，脉弦或脉数有力。

治则：清肝泻火、熄风止痛。

方药：天麻钩藤饮加减：天麻 10g，钩藤 20g，益母草 20g，川牛膝 15g，石决明 15g，当归 10g，栀子 15g，黄芩 10g，白芍 15g。水煎服，一日 1 剂。兼有胸闷不适，舌有瘀斑，血液黏度高者上方加赤芍、川芎、红花、丹参；兼有面红口苦、口舌生疮者上方加黄连、栀子、滑石、木通；兼有下肢无力，步态不稳者改用地黄饮子加味；兼有五心烦热、腰膝酸软者与杞菊地黄汤合用；老年人兼有手足瘛疭，四肢麻木者加鳖甲、麦冬、阿胶。

5. 心脾两虚型

证见：多见于中青年女性。证见头痛劳累后加重，伴少气懒言，面色无华，失眠多梦，心悸怔忡。舌淡少苔，脉细或沉细。患者以低血压为主要表现。

治则：益气养血。

方药：归脾汤。若兼见胸闷不适者与冠心Ⅱ号并用；兼见畏寒肢冷者加附子、桂枝；纳差腹胀者加丹参、木香、草豆蔻。

以上各型头痛均可在辨证的基础上按照头痛的部位，参照经络循行路线，选用不同的"引经药"来发挥原方的疗效。如太阳头痛，选用羌活、蔓荆子、川芎；阳明头痛，选用葛根、白芷、知母；少阳头痛，选用柴胡、黄芩、川芎；厥阴头痛，选用吴茱萸、藁本等。

五、裴正学教授治疗头痛用方解析

头痛之治疗多用川芎茶调散、清上蠲痛汤、血府逐瘀汤等方，药物大体归为下面几个方面：①头痛专用药：川芎、白芷、细辛、天麻、藁本、蔓荆子、菊花、钩丁。②祛风胜湿药：羌独活、防风、川草乌、附子。③养阴补血药：当归、生地、枸杞、麦冬。④虫类药：蜈蚣、全蝎、僵蚕、地龙。⑤清热泻火药：龙胆草、黄芩、生石膏。⑥健脾药：白术、茯苓、半夏、吴茱萸、葛根。⑦六味地黄汤、血府逐瘀汤、归脾汤、补中益气汤均可应用。⑧乌头、附子、左归丸等，遵王善修"头痛不忘壮阳"，盖头乃诸阳之汇，阳虚则通，阴虚则眩，阳虚则邪气凑之，白芷、细辛、羌活意在驱邪，川芎、蔓荆子意在行邪，加乌、附者壮阳而培本也，即邪之所凑，其气必虚也。

清上蠲痛汤（《寿世保元》）

主治一切头痛之症。此方为裴正学教授父亲惯用之治疗头痛方剂，临床加减用之如神，其方组成如下：当归、蔓荆子、黄芩、菊花、麦冬、生姜、甘草、川芎、白芷、细辛、羌活、独活、防风。口诀：当荆黄菊冬生草，芎芷细活加防风。加减：左侧痛加红花、柴胡、生地、龙胆草；右侧痛加黄芪、葛根、生石膏。以上两个加减法遵左血右气，左青龙右白虎之旨。前额上眉棱骨痛者加半夏、山楂、枳实、天麻；头顶痛加藁本；脑内痛加麦冬、苍耳、木瓜、荆芥。该方为治"一切头痛之主方，不问左右、偏正、新久皆有效"。方中黄芩清上部之郁热，菊花、蔓荆子平肝祛风止痛，当归、川芎理头部之血滞，使之通则不痛。苍术祛风化湿，麦冬引气下行，使上部郁热得清，甘草调和诸药，缓急止痛。诸药合用，共奏祛风清热，通络止痛之效。

川芎茶调丸（《太平惠民和剂局方》）

白芷 10g，羌活 10g，细辛 10g，防风 10g，甘草 6g，川芎 10g，荆芥 10g，薄荷 6g。方中川芎辛温走散，行气活血，祛风止痛，为诸经头痛之要药，善治少阳、厥阴二经头痛，即头项痛或两侧头痛，为君药。羌活善治太阳经头痛，即后头痛牵连项部；白芷善治阳明经头痛，即前额痛；细辛善治少阴经头痛，并可宣通鼻窍，共为臣药。薄荷、荆芥、防风辛散上行，疏散上部风邪。与君药相需为用，以增强疏风止痛之效，均为佐药。甘草调和诸药，并以清茶调服，取茶叶苦寒清上而降下之性，可制约以上各药过于升散、温燥之弊，为使药。诸药相配，共奏疏散风邪，止头痛之功效。

杞菊地黄汤（《医级》）

枸杞 10g，菊花 10g，熟地黄 20g，山药 10g，山萸肉 15g，泽泻 10g，茯苓 10g，丹皮 10g。杞菊地黄汤是滋补肾阴的主要方剂。本方应用枸杞、熟地黄，滋补肝肾，填精益髓；枸杞、菊花养阴清热，熄风止眩；茯苓、丹皮、泽泻，渗湿泄相火、泄浊；山药、山萸肉补肝脾。诸药合用共奏养肝滋肾、填精益髓，调和阴阳之功。

六、典型病案举例

例 1：患者赵某，男，70 岁。有 10 余年的高血压病史，出现头痛 3 年，伴眩晕，视物不清，多汗，四肢麻木。查血压 160/120mmHg，舌红少苔，脉弦数，治宜平肝潜阳降逆。

【方药】杞菊地黄汤加味：枸杞 15g，菊花 10g，生地 12g，山药 10g，山萸肉 15g，茯苓 12g，泽泻 10g，丹皮 6g，苦丁茶 20g，干荷叶 15g，生牡蛎 15g（先煎），生龟板 15g（先煎），生鳖甲 15g（先煎），麦冬 10g，阿胶 10g，火麻仁 15g，川芎 6g，白芷 6g，细辛 3g。服上药 20 剂后头痛及双手瘈疭，视物不清减。查血压 150/100mmHg，上方去川芎、白芷、细辛，加生赭石 15g、生白芍 15g、川楝子 20g。继服 20 余剂诸症消失。查血压 150/90mmHg。

例 2：患者刘某，女，40 岁，头痛反复发作 5 年。发作时头痛剧烈，百药无效。

【方药】以清上蠲痛汤加天麻、白术、钩丁、全蝎、蜈蚣、泽泻，痛消，上述六药可与清上蠲痛汤配合应用，则相得益彰，伴项背强几者，恒与桂枝加葛根汤，加川草乌各 15g（先煎 60min），其效乃大。

七、古今医家荟萃

《素问·五脏生成篇》云："头痛巅疾，下虚上实，过在足少阴、巨阳，甚则入肾。"

《灵枢·经脉篇》云："膀胱，足太阳也。是动则病冲头痛，目似脱，项如拔……"《素问·通评虚实论》云："头痛耳鸣，九窍不利，肠胃之所生也。"

《丹溪心法》亦有"偏头痛"记载：偏头痛指头风之痛，在一侧者又名偏头风。偏头痛其病变部位多在颞部或头角，或左或右，或左右移换，有连目痛或久痛损目者，有恶心呕吐者，兼症不一，多因肝虚痰火郁结所致。

《证治准绳》云："医书多分头痛、头风二门，然一病也，但有新久去留之分耳。浅而近者名头痛，其痛卒然而至，易于解散而速安也；深而远者名头风，其痛作止不常，愈后遇触复发也。皆当验其邪所从来而治之。"

《景岳全书·头痛》云："凡诊头痛者，当先审久暂，次辨表里。盖暂痛者，必因邪气，久病者必兼元气。以暂痛言之则有表邪者，此风寒外袭于经也，治宜疏散，最忌开散；有里邪者，此三阳之火炽于内也，治宜清降，最忌疏散，此治邪之法。其有久病者或发或愈，或以表虚者微感则发，或以阳盛者微弱则发……所以暂痛者，当重邪气，久病者，当重元气，此固其大纲也，然亦有暂痛而虚者，久痛而实者，又当因脉因证而详辨之，不可执也。

颜德馨：治疗常以化瘀升清为要，自拟基本方：羌活9g，当归9g，白芍9g，桃仁9g，红花9g，川芎30g，生地12g，蜈蚣粉1.5g（冲服），全蝎粉1g（冲服），每天一次，水煎温服。随症加减：头痛游走不定，一日数发，加石楠叶9g，蜂房9g；伴目赤头涨，口苦咽燥者，加望江南9g，蔓荆子9g，苦丁茶15g；烦热作呕者，加左金丸3g，旋覆花9g，代赭石30g；神萎纳呆者，舌苔白腻，加苍术9g，法半夏9g。适当加羌活祛风，引药上行。若前额痛加白芷，巅顶痛加藁本。虫类药蜈蚣、全蝎搜剔瘀阻络道之邪，宜提倡使用。